Andrea & Werner Buchberger

Therapieplatz Wald

Zehn Schritte zum Waldtherapeuten
nach Werner Buchberger

Ein Praxisbuch zum Lernen und Mitmachen

Spüre die Bäume, die Pflanzen und den Wald!
Spüre die Verbindung zu Mutter Erde!
Spüre das Leben in all seinen Facetten!
Spüre die Kraft in dir aus deinem Herzen!
Du bist ein Teil von allem!
Verbinde dich mit den Bäumen!
Verbinde dich mit dem Leben!
Es ist eine Verbindung im Hier und Jetzt!
Atme, lächle und fühle deine Präsenz!

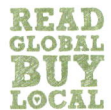
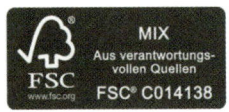

ISBN 978-3-99025-447-9
© 2022 Freya Verlag GmbH
Alle Rechte vorbehalten

Layout: freya_art, Mag. Regina Raml-Moldovan
Lektorat: Mag. Dorothea Forster
Bildmaterial: Werner Buchberger, weitere Fotonachweise siehe Seite 152

Anmerkung: Die hier wiedergegebenen Informationen sind nach bestem Wissen und Gewissen zusammengestellt, dennoch übernehmen weder die Autoren noch der Verlag eine Haftung für Schäden, welcher Art auch immer, die sich direkt oder indirekt aus dem Gebrauch der hier vorgestellten Anwendungen ergeben könnten.

printed in EU

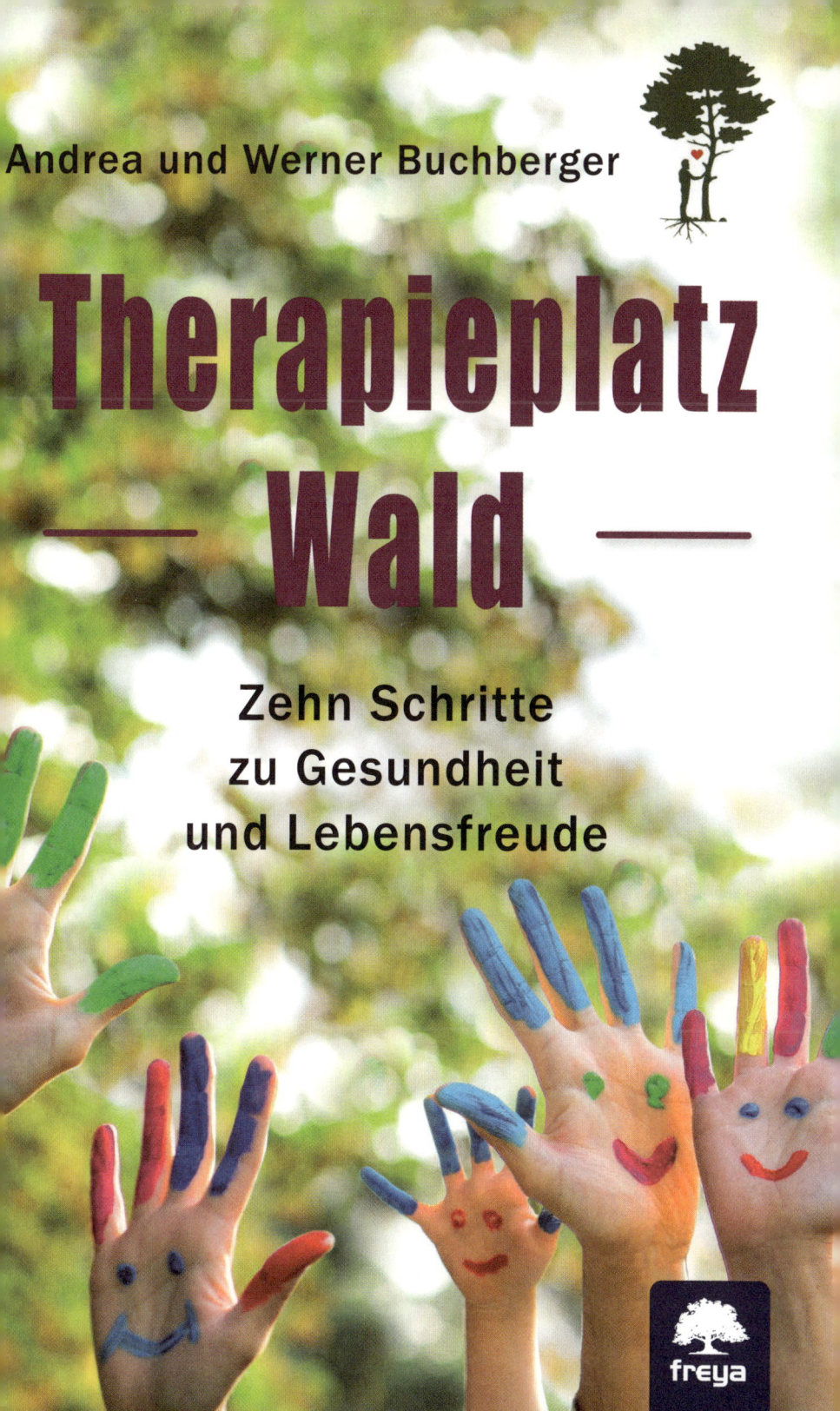

Allgemeine Ausbildung zum Waldtherapeuten in zehn Schritten 7

Einleitung 9

Einführung in die Thematik Waldbaden/Waldtherapie 12

    Um dieses Erlebnis optimal zu nutzen, sind einige Voraussetzungen notwendig 13

1. SCHRITT – Vorbereitende Arbeiten zur Waldtherapie 15

    Verwurzeln, atmen, bewegen und loslassen! 17

    Übergib deine Belastungen Mutter Erde 18

    Energetische Aufrichtung 19

    Erlaube dir, in deine wahre Größe zu kommen 20

    Unser Energiefeld – Energiekörper 21

    Stärkung und Ausdehnung unseres Energiefeldes 24

    Energetische Reinigung deines Körpers 25

2. SCHRITT – Eine Begegnung mit dir und dem Lebensraum Wald 29

    Waldbaden, Waldtherapie 3.0 32

    Beginn eines Waldspaziergangs „Tritt ein in den Lebensraum Wald!" 33

3. SCHRITT – Waldtherapie 1. Ebene 34

    Waldspaziergang 35

4. SCHRITT – Erkennen eines geeigneten Waldortes 39

    Erschaffe dir deinen Therapieplatz, deinen Heilplatz im Wald 43

    Schaffung eines Heilplatzes 44

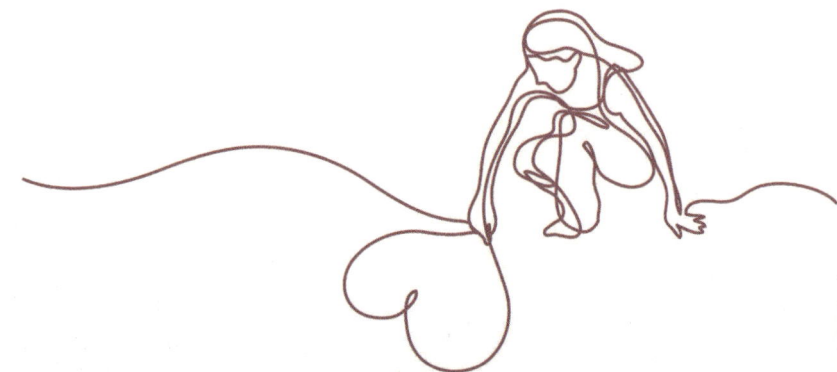

5. SCHRITT – *Waldtherapie 2. Ebene* 45

„Fühlen", die Welt der inneren Wahrnehmung 47

„Atme – Fühle – Nimm wahr!" 48

Energien fühlen! 49

Der Baum – ein individuelles Wesen 50
Kommunikation mit einem Baum 52

Belastungen loswerden 53

Präsenz und Achtsamkeit im Wald 58

Ein Waldspaziergang im Hier und Jetzt 59

Mein innerer Baum 66

Antworten über dich und dein Leben in der Verbindung mit Bäumen 71

Fragen an einen Baum 72

Waldtherapie „Unser menschliches Energiesystem" 73

Achtsamkeit und Heilung durch einen Baum 75

6. SCHRITT –
Bäume, mächtige Wesen, Träger heilender Informationen,
Mittler zwischen den Welten 76

Holz – ein natürlicher Rohstoff mit den
positiven Informationen der Bäume 78

Die Baumenergien 81

7. SCHRITT – *Kinder und Waldtherapie* 106

Waldbaden und Kinder der neuen Zeit 108

Kinder mit besonderem Zugang zum Wald 109

Der Junge, seine Ängste und die Buche 111

Praktische Übungen 113

8. SCHRITT 115

Grundlegende Informationen zum Thema Ernährung 116
Wasser –
Element des Lebens für Wald, Bäume, Pflanzen, Mensch und Tier 117

Wassertreten 119

Wasser – Element der Reinigung 120

Loslassen von Belastungen durch die Vitalkraft des Wassers 121

9. SCHRITT – *Hilfestellung für die Natur durch bewusstes Aussenden von positiven Bildern und Gedanken* 122
    Aussenden von positiven Gedanken und Bildern 126

10. SCHRITT – *Heilung für den Wald* 128
    Heilung eines Waldortes 130

Waldtherapie der 3. Ebene 136
Bäume, Tore, Portale
    Anleitung zur Entfernung negativer Fremdenergien 140

3. Ebene für Fortgeschrittene 143
Waldtherapie in Verbindung mit deiner Matrix
    Geistige Heilung in der Verbindung mit Bäumen 144

Hilfestellung, rechtliche Empfehlungen bei Waldbadeseminaren 146

    Was wir noch zu sagen hätten 150
    Über die Autoren 151

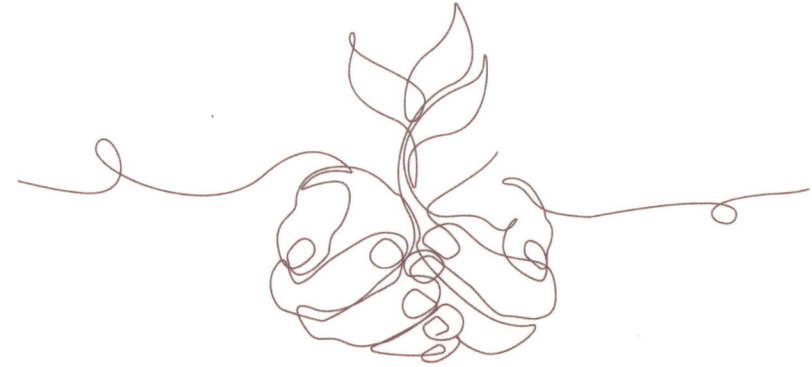

ALLGEMEINE AUSBILDUNG ZUM WALDTHERAPEUTEN IN ZEHN SCHRITTEN

1. **Schritt**: Ich beginne zu fühlen und schärfe meine Wahrnehmung (Verwurzeln, Atmen, Loslassen).

2. **Schritt**: Ich erkenne die positiven Wirkungen des Waldes auf meine Gesundheit und betrete achtsam den Lebensraum Wald.

3. **Schritt**: Ich wandere durch den Lebensraum Wald und genieße die erste Ebene der Waldtherapie.

4. **Schritt**: Ich suche mir meinen geeigneten Waldort für meine Waldtherapie und erschaffe mir einen Heilplatz im Wald.

5. **Schritt**: Ich suche mir meinen Baum und verbinde mich mit seinen Energien. Ich bin bereit für die zweite Ebene der Waldtherapie.

6. **Schritt**: Ich erkenne die positiven Energien der Bäume und nutze ihre heilsamen Informationen in der Waldtherapie.

7. **Schritt**: Ich erkenne und fördere die Begabung, die Lebensfreude von Kindern im Lebensraum Wald.

8. Schritt: Meine Gesundheit ist mir wichtig. Die Lehre der TEM sowie die fünf Säulen der Lebensordnung nach Sebastian Kneipp unterstützen mich bei der Waldtherapie.

9. Schritt: Ich bin mir der Auswirkungen meiner Gedanken und meiner Handlungen auf mich und meine Umwelt bewusst.

10. Schritt: Ich sorge für ein positives Gleichgewicht zwischen Geben und Nehmen, zwischen Mensch und Natur, indem ich Heilung für den Wald durchführe.

Viel Erfolg bei deiner Arbeit als Waldtherapeut!

EINLEITUNG

Liebe Freunde/innen des Waldes,
mittlerweile ist das Thema *Wald und Gesundheit* in aller Munde. Vielen Menschen ist bewusst, welch positive und heilsame Wirkungen der Wald auf uns Menschen hat. Wissenschaft, Medien und Gesundheitstourismus beschäftigen sich zurzeit intensiv mit diesem Thema.
Vor ca. zehn Jahren, als ich begann mich intensiv mit der Thematik Waldtherapie zu beschäftigen, kannte kaum jemand in unserer Heimat die Begriffe *Waldbaden, Waldtherapie* oder das japanische *Shinrin Yoku*.
Als vor ca. fünf Jahren mein erstes Buch „*Waldbaden, Kraft und Energie durch Bäume*" erschien, folgten viele Menschen diesem Trend. Sie spürten das Bedürfnis nach Natur, den positiven Wirkungen des Waldes und hatten nun die Möglichkeit ihr Energiesystem unter Anleitung im Wald zu reinigen und aufzutanken.
Die Waldtherapieform *Waldbaden auf drei Ebenen – Waldbaden 3.0 nach Werner Buchberger* gibt vielen Menschen die Möglichkeit, vor allem in der Stress- und Burnout-Prävention Hilfe zu bekommen. Sie zeigt uns, wie wir durch einfache Methoden im Wald wieder in unsere Mitte kommen und unseren Horizont auf den verschiedensten Ebenen erweitern können. Allein ein Aufenthalt im Wald und das Bewusstsein, dass wir Teil der Natur sind, bewirkt schon vieles in uns.
Den Wald mit all unseren Sinnen, mit seinen positiven Eigenschaften, den heilenden Energien der Bäume über unseren Energiekörper und unsere Atmung bewusst zu er-

leben und zu fühlen ist eine sehr heilsame Erfahrung für Körper, Geist und Seele.

Es geht nicht darum Bäume zu umarmen, sondern bewusst mit unserem feinstofflichen Körpersystem, mit den Bäumen, dem Wald und seinen heilsamen Energien und Informationen zu kommunizieren. Die Energie folgt der Aufmerksamkeit! Dieser Leitsatz gilt auch hier! Immer mehr Menschen folgen daher ihrer Intuition und nutzen die positiven Möglichkeiten durch Waldbaden und Waldtherapie.

Durch meine vierzigjährige berufliche Praxis als Förster und meine fünfzehnjährige Erfahrung im Bereich alternativer Heilmethoden, vor allem in der Natur, durfte ich dieses Wissen und die Erkenntnisse daraus weiterentwickeln und in der Therapiearbeit bei unseren Seminaren nutzen.

Dieses Wissen möchte ich als Anleitung für unsere Ausbildung zum Waldtherapeuten in Form dieses Buches vermitteln.

Es ist aber auch eine Anleitung nach dem Motto, *Lerne und mache es zu Deinem*, sodass jeder nach seiner Intuition und seinen persönlichen Stärken die verschiedenen Therapiemethoden, Meditationen, Achtsamkeitsübungen und Beispiele in Kombination mit den eigenen Erfahrungen einbauen und anwenden kann, so wie es für ihn stimmig ist. Folge deiner Intuition!

Es geht auch darum die Menschen dort abzuholen, wo sie stehen. Daher bieten die verschiedenen Ebenen des Waldbadens, der Waldtherapie für jeden Möglichkeiten der intensiven Auseinandersetzung mit und Einflussnahme durch den Wald.

Worum geht es?

Es geht um Einfachheit, Lebensfreude und die Erkenntnis, was tut Körper, Geist und Seele gut. Wieder diese Einheit spüren, sein Herz öffnen, seine eigenen Bedürfnisse, seinen Weg erkennen und leben ist ein wichtiger Schritt, den uns die Waldtherapie vermitteln kann.

Der energetische Ausgleich, den wir als Mensch dem Wald schuldig sind, erfolgt durch die Thematik *Heilung für den Wald*, die ebenfalls Teil dieses Buches ist.

Wenn es dein Weg als Waldtherapeut ist, Menschen auf ihrem Weg in der Natur, im Wald zu begleiten, unterstützt durch die Waldtherapie, dann bist du hier richtig!

Ich habe gemeinsam mit meiner Frau Andrea versucht dieses Wissen, welches wir in unseren Büchern niedergeschrieben haben, sowie neue weiterentwickelte Erfahrungen hier in komprimierter Form wiederzugeben.

Dieses Buch ist als praktisches Arbeitsbuch, als Hilfestellung gedacht, welche du in den Wald mitnehmen kannst. Es soll dich durch die vielen Übungen, Anleitungen und Meditationen unterstützen.

Probiere es aus! Du wirst überrascht sein über die positiven Ergebnisse und Auswirkungen auf uns Menschen. Der Wald und die Bäume helfen dir dabei.

Viel Erfolg beim „Waldbaden und der Waldtherapie 3.0"
wünschen dir Werner und Andrea Buchberger

EINFÜHRUNG IN DIE THEMATIK WALDBADEN/WALDTHERAPIE

- Wo liegt der Ursprung des Begriffs Waldbaden?
- Welche Voraussetzungen sind notwendig, um sich mit dieser Thematik näher zu beschäftigen?

Das Wort *Waldbaden* kommt aus dem Japanischen, das übersetzt so viel wie *atmosphärisches Waldbaden* heißt. Der Ursprung von *Shinrin Yoku* war eine Idee der japanischen Regierung, die Bevölkerung zu motivieren, sich wieder vermehrt in der Natur, in den Wäldern zu bewegen und somit etwas für die Gesundheit zu tun.

Diese Idee, die in den 80er-Jahren geboren wurde, beruhte jedoch noch nicht auf wissenschaftlichen Grundlagen. Erst später wurden Wissenschaftler und Ärzte auf die vielen positiven Eigenschaften des Waldbadens auf unseren Körper, unsere Psyche, unser Immunsystem aufmerksam. Es folgten viele wissenschaftliche Studien, die letztendlich in einem eigenen Wissenschaftszweig, der Waldtherapie, mündeten. Mittlerweile ist diese Art der Therapie nicht nur in Japan, sondern auch in Europa, Amerika und vielen anderen Teilen der Erde anerkannt.

Der Ausdruck *Shinrin Yoku*, also atmosphärisches Waldbaden, trifft es genau. Es ist ein Eintauchen des physischen und feinstofflichen Köpers in das Ökosystem Wald, aber auch ein Bad für Geist und Seele. Wenn wir uns diesem System öffnen, es mit allen Sinnen genießen, so arbeitet dieses für unsere Gesundheit und unser Wohlbefinden.

Um dieses Erlebnis optimal zu nutzen, sind einige Voraussetzungen notwendig

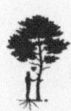
Sich bewusst zu werden, wir sind Teil der Natur, es gibt keine Getrenntheit, da alles mit allem verbunden ist und wir dadurch auch Teil des Waldes sind, ist für diesen Prozess wichtig.

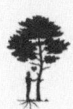
Sich in seiner Ganzheit bewusst zu werden, aber auch vor allem seinen Körper und dessen Belastungen wieder spüren, fühlen zu können um wieder Freiheit zu erlangen, ist ein nächster Schritt. Seine Wahrnehmungen über das Fühlen zu schärfen ist einer der wichtigsten Prozesse beim Waldbaden. Dies gehört zu den Grundübungen, zu den sogenannten Basics beim Waldbaden.

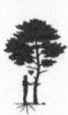
Betritt den Lebensraum Wald achtsam, so wie wenn du den Wohnraum eines guten Freundes betreten würdest. Wenn du in diesen Lebensraum liebevoll und wertschätzend gehst, wirst du auch von seinen Bewohnern positiv wahrgenommen. Es ist, wie wenn du in eine andere Welt eintreten würdest, einen Lebensraum, den wir als Gast liebevoll nutzen dürfen.

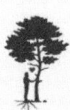
Bäume sind individuelle Lebewesen mit speziellen Eigenschaften. Nicht jeder Baum ist zu jeder Zeit geeignet und bereit mit uns zu arbeiten. Daher achte und wertschätze die einzelnen Bäume.

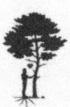
Die Wahl des richtigen Waldortes: Nicht jeder Waldort ist optimal für unsere Waldtherapie geeignet. Es gibt verschiedene Arten von Wäldern mit verschiedenen positiven Eigenschaften und Orten, aber auch belastete Orte. Dies zu erkennen ist ebenfalls ein wichtiger Aspekt beim Waldbaden.

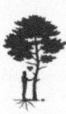
Der Wald gibt uns Menschen sehr viel Positives. Damit das Gleichgewicht zwischen Geben und Nehmen wiederhergestellt wird, dürfen wir auch für den Wald und seine Bewohner um Heilung bitten. Dieser Prozess *Heilung für den Wald* wird durch Aussenden von positiven Gedanken und Wünschen für den Wald und seine Bewohnern erzielt.

Diese Punkte bilden für mich das Fundament der Waldtherapie. Sie sind Voraussetzungen bei unseren Arbeiten zwischen Mensch und Wald, um ein optimales Ergebnis zu erzielen.

1. SCHRITT
VORBEREITENDE ARBEITEN ZUR WALDTHERAPIE

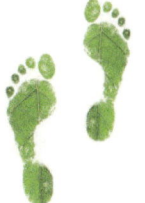

- Wie können wir durch die Waldtherapie Menschen bei ihren gesundheitlichen Problemen hilfreich unterstützen?
- Gibt es einfache und praktische Arbeiten und Übungen im Wald, um diese Belastungen aufzulösen?
- Welche vorbereitenden Arbeiten sind dabei hilfreich?

Bewegung in der Natur, im Wald, unterstützt durch positives Denken, hilft, den Alltag mit seinen Belastungen besser zu bewältigen. Wissenschaftliche Studien beweisen die guten Auswirkungen der Waldtherapie.

Die Waldtherapie ist eine Methode, die vor allem in der Burn-out- und Stressprävention sehr erfolgreich eingesetzt werden kann! Einfache Übungen über das bewusste Verwurzeln–Atmen–Fühlen und Loslassen von Belastungen sind hier sehr hilfreich.

Wichtige Faktoren als Vorbereitung zur Waldtherapie sind, sich selbst wieder zu spüren, zu fühlen, die eigene Wahrnehmung zu schärfen und die Alltagsbelastungen loszulassen. Dies ist notwendig, um die folgenden Arbeiten in den verschiedenen Ebenen der Waldtherapie durchzuführen sowie das eigene Bewusstsein für die Selbstheilungskräfte zu aktivieren.

Stell dir vor, du arbeitest den ganzen Tag in einem Krankenhaus, an einem anderen stressigen Arbeitsplatz oder in einem Shoppingcenter. Die Energien von Stress, Hektik, Streit, Ärger, Aggression u. Ä., die dich den ganzen Tag umgeben, setzen sich in deinem Energiekörper, deiner Aura fest!

Diese Energien entziehen dir Lebenskraft, saugen dich aus, verursachen Kopf- und Rückenschmerzen oder sie erzeugen einfach Unbehagen und fördern negative Emotionen.

Um diese belastenden Energien loszuwerden sind die folgenden Übungen hilfreich und notwendig.

Sie bewirken ein positives Körperbewusstsein, steigern das Selbstbewusstsein, den Selbstwert, die eigene Präsenz.

VERWURZELN, ATMEN, BEWEGEN UND LOSLASSEN!

ÜBUNG

Suche dir einen Platz in der Natur, in deinem Garten oder in einem Wald, dort wo du dich wohlfühlst!

- Stell dir vor, dass Wurzeln aus deinen Beinen wachsen. Werde zum Baum! Diese Wurzeln verbinden dich mit Mutter Erde. Sie wachsen tiefer und tiefer, visualisiere dir dieses Bild. *Du bist nun fest verbunden mit Mutter Erde.*

- Beginne nun intensiv zu atmen. Atme tief in dich hinein. Atme kräftig ein und aus. Je tiefer und kräftiger, desto besser. Du darfst im wahrsten Sinne des Wortes *Dampf ablassen*.

- Bewege dich dabei. Bewege deine Hüften, deine Beine, deine Arme, deine Wirbelsäule. Schüttle und befreie dich von deinen Alltagslasten. Wo sitzen die Verspannungen? Was fühlt sich unangenehm an? An welchen Körperstellen sind unangenehme Empfindungen? Versuche diese über Bewegung, deinen Atem, deine Absicht loszuwerden. Atme, bewege dich und lasse sie los.

- Visualisiere, dass diese Belastungen in die Erde gehen, oder übergib sie einfach nach oben und lass sie los.

- Nach einigen Minuten hast du das Gefühl, dass dein Körper freier geworden ist.

*Alles fühlt sich leichter an.
Die Verspannungen sind weg und dein
Kopf ist wieder klarer.*

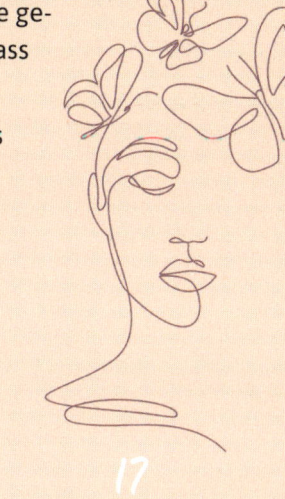

ÜBUNG

ÜBERGIB DEINE BELASTUNGEN MUTTER ERDE

Der nächste Schritt dich von deinen Alltagsbelastungen zu befreien, besonders von den Belastungen am Rücken, ist folgender:

› Lege dich auf deinem Platz in der Natur auf den Rücken. Stell dir nun vor, du wirst schwerer und schwerer.

› Übergib all deine Belastungen über deine Beine, deine Hände, deinen Rücken dem Waldboden oder leite sie in die Wiese, dort wo du gerade liegst. Visualisiere dir dieses Bild des Loslassens. Alle Belastungen fließen aus deinem Körper. Alles Schwere fließt aus deinem Körper, deinem Rücken in die Erde. Lass es los. Du bist Teil der Erde, Teil der Wiese! Erlaube dir frei zu sein!

› Wenn du das Gefühl hast, die Belastungen haben deinen Körper verlassen, dann kannst du wieder aufstehen.

Fühle, wie sich dein Körper, dein Rücken wieder freier anfühlt!

> Diese Übungen sind hilfreich, um sich zu Beginn der Waldtherapie von den Alltagsbelastungen zu befreien und somit frei für die kommenden Übungen zu sein!

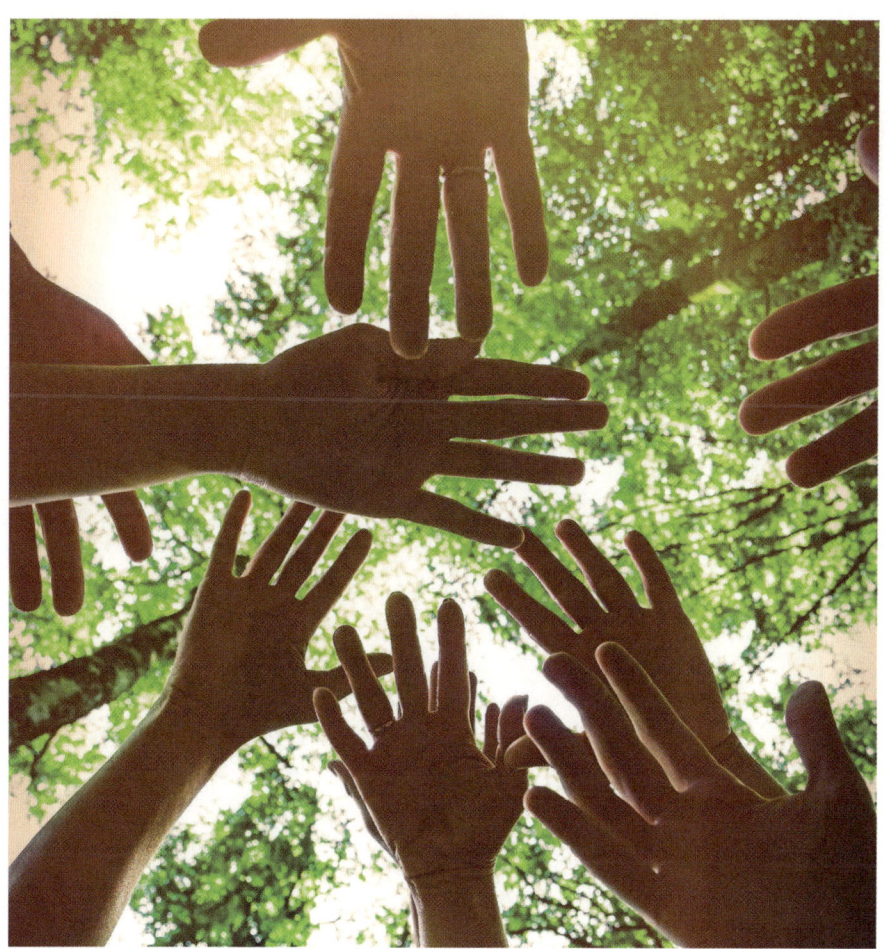

Energetische Aufrichtung

Viele Menschen sind durch verschiedene belastende Einflüsse in ihrem Umfeld sowie durch destruktive Menschen, die sie einengen, klein machen, nicht in ihrer wahren Größe und Kraft.

Die folgende Übung dient dazu, Menschen wieder aufzurichten, um in ihre wahre Größe zu kommen.

ÜBUNG

ERLAUBE DIR, IN DEINE WAHRE GRÖSSE ZU KOMMEN

Du bist wiederum auf deinem Waldort, deiner Wiese, in der Natur, dort wo du dich wohlfühlst.

> Atme ein paar Mal kräftig durch: Einatmen–Ausatmen.

> Du verwurzelst dich nun mit Mutter Erde und verspürst diese kräftige Verbindung. Wurzeln wachsen aus deinen Beinen und du stehst somit fest auf deinem Platz. Du bist wie ein starker Baum, niemand kann dich umwerfen.

> Stell dir nun vor, dass aus der Erde, durch deine beiden Beine zwei Säulen wachsen. Sie wachsen durch deine Beine, durch deine Hüften, deinen Oberkörper, durch deine beiden Schultern nach oben. Sie richten dich wieder auf, auf deiner linken und auf deiner rechten Seite.

> Gleichzeitig wächst eine weitere Säule aus der Erde über deine Mitte, über deine Wirbelsäule und tritt in der Mitte deines Kopfes aus deinem Körper aus. Stell dir diese drei Säulen vor. Visualisiere sie dir.

> Stell dir nun vor, diese drei Säulen heben dich an. Sie richten dich auf, damit du wieder in deine wahre Größe kommst. Erlaube dir in deine wahre Größe zu kommen. Nichts und niemand macht dich mehr klein, auch du selbst nicht!

> Stell dir vor, wie du wieder in deiner wahren Größe bist. Erlaube es dir in deiner wahren Größe zu sein!

Visualisiere und genieße es!

Unser Energiefeld – Energiekörper

Dein Energiefeld, deine Aura umgibt deinen physischen Körper. Dieses kann je nach Vitalität und Gesundheitszustand stärker oder schwächer sein, in seiner Intensität, seiner Ausstrahlung, seiner Ausdehnung. Wenn du starken Belastungen ausgesetzt bist, ist dein Energiefeld meist instabil und schwach.

Unser Energiekörper ist immer wieder Angriffen verschiedenster negativer Energien ausgesetzt. Diese setzen sich in unserer Aura und unseren Chakren fest. Schwere Beine, Rückenschmerzen, Verspannungen und extreme Müdigkeit sind Zeichen, die wir dann körperlich wahrnehmen.

Die _Ursache_ liegt jedoch oft außerhalb unseres physischen Körpers, in Form von Anhaftungen, wie negativen Gedanken, Neid, Missgunst, Angst und vielem mehr.

Je nach Aufenthaltsort und Begegnungen haften sich diese Energien, die nicht unsere eigenen sind, im feinstofflichen Körper an. Ich spüre sie als schwere, dichte, unangenehme Energien. Dies sind Energien, die wir nicht selbst erzeugt haben.

Darum ist es besonders wichtig, dein Energiefeld zu stärken, um im Alltag besser geschützt zu sein.

Unser feinstofflicher Körper besteht aus der Aura und den Chakren. Die Aura setzt sich aus verschiedenen Schichten zusammen, die deinen Körper umhüllen:

Die _Ätherische Aura_ ist die feinstoffliche Verbindung und der feinstoffliche Sitz des physischen Körpers. Sie umgibt deinen physischen Körper.

Die _Astrale Aura_ umgibt die Ätherische Aura und ist mit der Seele verbunden.

Die _Mentale Aura_ umgibt die Astrale Aura. Sie ist Sitz von Geist und Verstand. Diese Aura geht ca. einen Meter über den Körper hinaus.

Die Chakren sind die feinstofflichen Energiezentren unseres gesamten Körpers.

Energiekörper-Auraschichten:
Äther-Aura – Astral-Aura – Mental-Aura

Chakren:
Kronenchakra, Stirnchakra, Halschakra, Herzchakra, Solarplexuschakra, Sakralchakra und Wurzelchakra

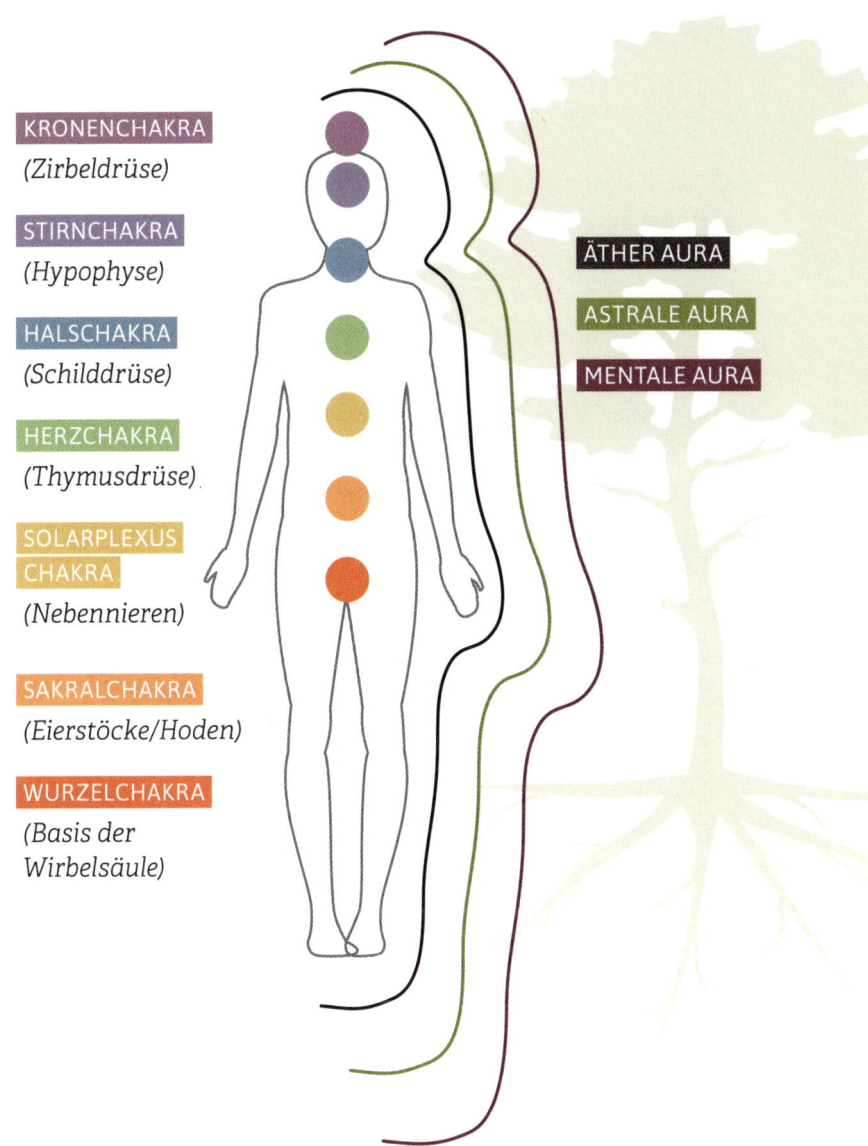

ÜBUNG

STÄRKUNG UND AUSDEHNUNG UNSERES ENERGIEFELDES.

Du befindest dich auf deinem positiven Waldort, deiner schönen Wiese, wo du dich wohlfühlst.

› Stell dir nun vor, dass Wurzeln aus deinen Beinen wachsen. Visualisiere dir diese Wurzeln, wie sie tiefer und tiefer wachsen. Atme dabei kräftig ein und aus, tiefe Atemzüge. Du bist nun fest verbunden mit Mutter Erde, wie ein starker Baum.

› Hole dir nun die Kraft über deine Wurzeln aus Mutter Erde. Stell dir vor, wie sie über deine Wurzeln hochsteigt und deinen Körper erfüllt. Tiefe Atemzüge unterstützen dich dabei. Die Kraft von Mutter Erde kräftigt und stärkt dich.

› Stell dir nun dein Energiefeld, das dich umgibt, deine Aura vor. Visualisiere dir dein Energiefeld. Atme dabei tief ein und aus. Dehne nun bewusst dein Energiefeld nach allen Seiten aus, nach vorne, nach hinten, links und rechts von dir, über dir, nach allen Seiten! Dehne dein Energiefeld bewusst ins Unendliche. Visualisiere es dir. Erlaube es dir diesen Platz, diesen Raum einzunehmen.

› Nichts und niemand engt dich mehr ein. Du bist verbunden mit der unendlichen Weite, verbunden mit allem, was ist. Atme dabei tief ein und aus.

*Genieße deinen Raum.
Du bist frei, erlaube dir
frei zu sein!*

> Zum Schluss dieser Reinigungsübungen noch eine Meditation zur Reinigung deiner Körper.

ENERGETISCHE REINIGUNG DEINES KÖRPERS

Suche dir einen ruhigen, geeigneten Platz in der Natur, im Wald, wo du ungestört die folgende Meditation zur Reinigung deines FEINSTOFFLICHEN KÖRPERS durchführen kannst.

› Entspanne dich! Lass die letzten Tage noch einmal bewusst vorbeiziehen. Es ist jetzt vorbei mit den Belastungen, du darfst sie akzeptieren und loslassen.

› Bitte deine geistige Führung, deine Engel, den Geist des Waldes und die anwesenden Naturwesen um Hilfe, Schutz und Führung. Beginne bewusst und intensiv zu atmen. Stell dir vor, dass Wurzeln aus deinen Beinen wachsen. Sie wachsen tiefer und tiefer und sie verbinden sich mit Mutter Erde.

› Verbinde dich über deinen Atem mit deiner Umgebung, dem Wald, den Bäumen, den Pflanzen, den reinen Informationen des Waldes.

› Über unsere Wurzeln, über unsere Beine, über unsere Hände geben wir unseren Alltagsstress und unsere Belastungen ab und lassen sie los.

Lass sie los! Wir übergeben sie Mutter Erde.

› Jetzt stellen wir uns ein silbernes, reinigendes Licht vor, welches wie eine Lichtdusche durch deinen Körper fließt, in alle Zellen, in alle Organe, im Blut, in den Lymphen, in deinem feinstofflichen Körper.

Dieses silberne Licht reinigt unseren Körper von allem Schweren und allen Belastungen.

MEDITATION

Das silberne, glitzernde Licht reinigt zuerst deinen PHYSISCHEN KÖRPER.

> Stell dir vor, wie das silberne Licht zuerst vom Kopf, zum Hals und durch deinen Körper, durch alle Zellen, über deine Beine, bis zu den Zehenspitzen dringt. Auch der feinstoffliche Bereich, deine Aura, wird gereinigt.

Alles Schwere darf jetzt gehen, es herrscht Harmonie und Freude!

Als Nächstes reinigen wir unseren EMOTIONALKÖRPER.

> Gehe in deiner Aufmerksamkeit in deinen Bauchbereich und fühle, wo deine Emotionen sitzen. Jetzt bitten wir wieder das silberne Licht um Reinigung unseres Emotionalkörpers im Innen wie im Außen. Unser feinstofflicher Körper wird durch das reinigende, silberglänzende Licht immer heller. Alle belastenden Emotionen dürfen jetzt gehen und werden von dem silbernen Licht gereinigt. All das darf sich jetzt lösen, was dich belastet und sich schwer anfühlt.

> Alles funkelt und blitzt! Atme tief durch! Fühle deine Verbindung zu der reinen Energie des Waldes. Es ist, als ob du in einem neuen Licht erstrahlen würdest. Lass jetzt positive Emotionen, wie Freude und Leichtigkeit, in dich fließen. Spüre die heilenden, reinigenden Informationen der Bäume und der Pflanzen, mit denen du verbunden bist.

Atme und fühle deine Präsenz!
Genieße das Hier und Jetzt!

Als Nächstes möchte auch noch dein MENTALKÖRPER gereinigt werden.

Wir bitten wieder das silberne Licht, deinen Mentalkörper zu reinigen.

› Es reinigt alle schweren, negativen Gedanken und wir lassen sie los. Sie dürfen jetzt gehen. Das Licht löst, was nicht Freiheit und Leichtigkeit bedeutet! Altes kann gehen! Es ist Platz für Neues! Es wird heller und klarer! Das Licht durchströmt alles!

› Unser Mentalkörper ist von allen schweren und negativen Gedanken gereinigt. Es ist, als würde die Sonne wieder klar und hell scheinen.

Genieße diese Leichtigkeit und Klarheit!

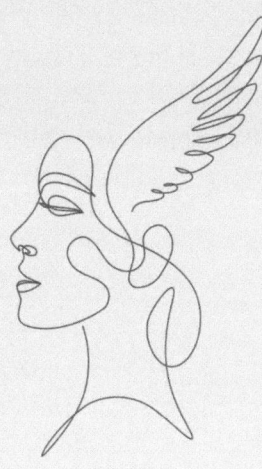

MEDITATION

Nun will auch unser SPIRITUELLER KÖRPER gereinigt werden!

› Wir bitten nun wieder das silberne Licht, alles Schwere, alles Begrenzende in unserem Herzen zu lösen und zu reinigen. Wir helfen mit, indem wir unser Herz öffnen! Wir gehen liebevoll und mit offenem Herzen durch unser Leben. Wir verbinden uns mit unserem Herzen mit den heilenden Energien der Bäume und des Waldes. Das silberne Licht tanzt durch unser Herz und durch unseren spirituellen Körper. Es strahlt!

Nimm dir Zeit und genieße es!

› Geh nun wieder in deiner Aufmerksamkeit in all deine vier Körper und spüre, wie sie sich leichter und freier anfühlen!

› Genieße den Ort, die Verbindung in Dankbarkeit und Freude!

› Bedanke dich bei deiner geistigen Führung, den Engeln, dem Geist des Waldes und der Bäume.

› Mach ein paar kräftige Atemzüge, bewege deinen Körper und komme wieder bewusst ins *Hier* und *Jetzt* zurück!

Nachdem du dich durch die vergangenen Übungen und Meditationen sowohl von den alltäglichen Belastungen befreit, dich energetisch aufgerichtet und dein Energiefeld stabilisiert hast, bist du nun bereit für den nächsten Schritt: für die Begegnung mit dem Wald, einer Begegnung auf verschiedenen Ebenen.

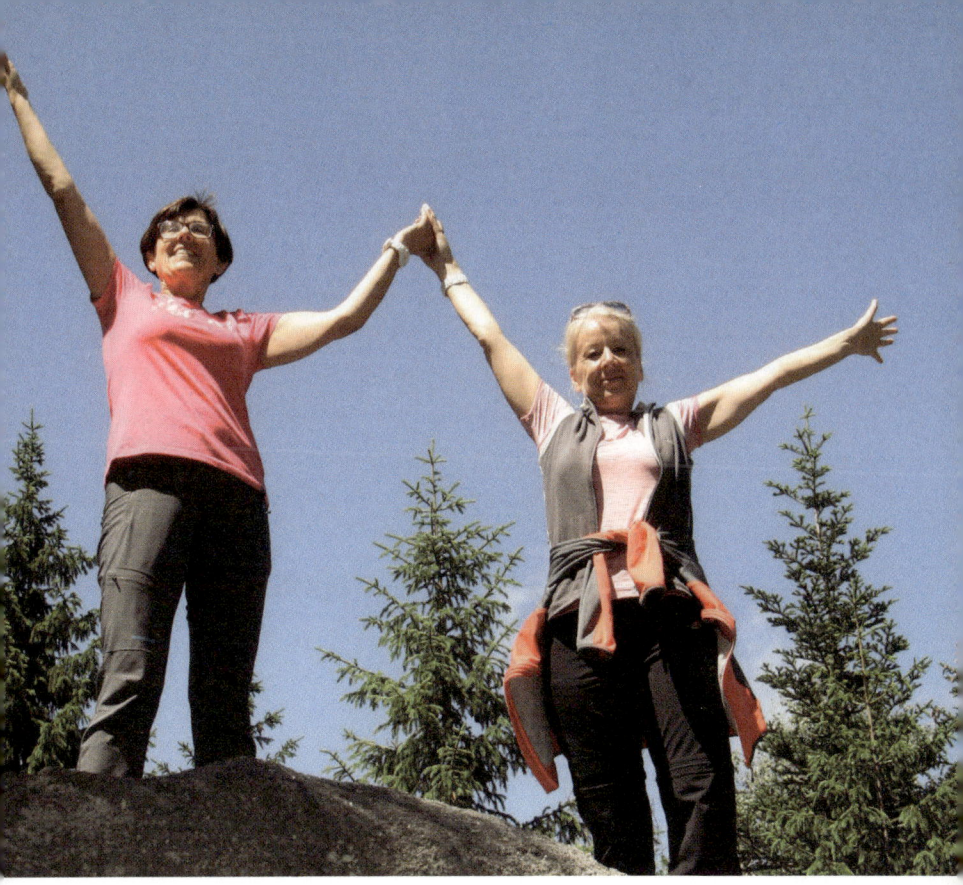

2. SCHRITT

EINE BEGEGNUNG MIT DIR UND DEM LEBENSRAUM WALD

- Warum ist der Wald so gesund für uns?
- Welche Auswirkungen hat ein Aufenthalt im Wald auf Körper und Psyche?
- Was macht der Wald mit meinem Immunsystem?
- Wie soll ich dem Lebensraum Wald begegnen?

Waldbaden und Waldtherapie sind die Summe aller Informationen des lebenden Organismus Wald und deren positive Auswirkungen auf unseren menschlichen Organismus.

Die Botenstoffe und Informationen, die vom Wald ausgehend auf uns einwirken, lösen viele Reaktionen und Vorgänge in unserem Körper aus. Viele mittlerweile wissenschaftlich erforschte heilende Wirkungen des Waldes auf unseren Körper und unsere Psyche sind zu erwähnen.

Die _ätherischen Öle_, welche von den Bäumen abgegeben werden, sind für unser Immunsystem sehr wichtig. Sie dienen eigentlich den Bäumen als Botenstoffe, zur Kommunikation untereinander.

Unter dem Einfluss der _Terpene_ produziert unser Körper bis zu fünfzig Prozent mehr sogenannte Killerzellen, die gegen Krebs wirken.

Die _feuchte Waldluft_ ist hilfreich für unsere Atemwege, vor allem im Hochsommer, besonders für Patienten mit Atemwegserkrankungen. In vergangenen Zeiten wurden in sogenannten waldreichen Luftkurorten gezielt Luftkuren verschrieben.

In der _Stress- und Burn-out-Prävention_ wird durch einen Aufenthalt im Wald der Parasympathikus aktiviert. Dies bringt uns in unsere Ruhe und fördert die Regeneration von Zellen und Organen. Durch einen mindestens 15-minütigen Aufenthalt im Wald kommt es zu einer Senkung des Stresshormons Cortisol. Die positive Auswirkung dabei ist ein gleichzeitiges Senken des Blutdrucks.

Es sind dies einzelne wissenschaftliche Ergebnisse, welche nie die Gesamtheit des Ökosystems Wald erfassen können, da dieser selbst ein Teil des Gesamtsystems der Natur ist und wir immer nur Teilaspekte erfassen können. _Wir sind selbst Teil dieses natürlichen Systems._

Zusammengefasst stärkt ein Aufenthalt im Wald unser Immunsystem, reduziert die Krebszellen, reguliert den Blutdruck, stärkt den Herzschlag und verringert unsere Stresshormone.

Weiters lassen _Duftstoffe_ von Nadelbäumen Killerzellen in unserem Körper ansteigen und regen so unser Immunsystem an. Körpereigene Abwehrzellen werden verstärkt gebildet sowie die Bildung von Killerzellen im Blut gesteigert. Dies alles kostenfrei durch Waldbaden.

Kurz gesagt, der Wald macht uns gesünder, glücklicher und stärkt unsere Abwehrkräfte.

Wenn man frei von vorgefassten Meinungen ist, wenn man bereit ist den Wald mit all seinen Sinnen wahrzunehmen, sich als Teil dieses Lebensraumes zu sehen und diesen auch zu fühlen, so tut sich ein neues Feld der Erkenntnisse und Möglichkeiten auf.

In meiner Wahrnehmung gibt es daher verschiedene Zugänge zum Thema Waldbaden, der Waldtherapie, indem ich drei verschiedene Ebenen unterscheide.

Waldbaden, Waldtherapie 3.0

Um sich dem Thema der drei Ebenen zu nähern und tiefer in diese Materie einzudringen, gilt unsere Aufmerksamkeit zuerst der Begegnung mit dem Wald, dem bewussten, achtsamen Eintreten in den Lebensraum Wald.

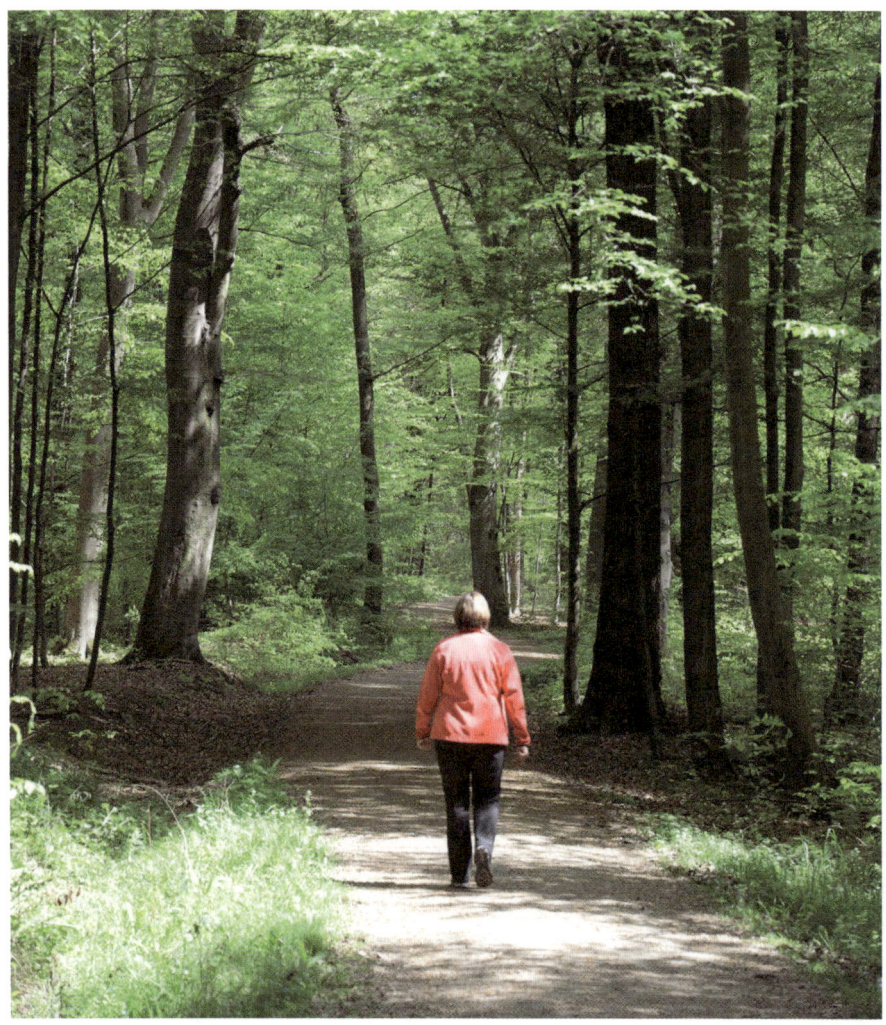

BEGINN EINES WALDSPAZIERGANGS
„TRITT EIN IN DEN LEBENSRAUM WALD!"

ÜBUNG

Wenn du in den Wald eintrittst, so sollte dies in Achtsamkeit und Mitgefühl geschehen. Eine Möglichkeit wäre ein kleines Begrüßungsritual, welches du beim Betreten dieses Lebensraumes machst. Das folgende Beispiel kann als Anregung dafür gesehen werden.

› Bevor du den Wald betrittst, bedanke dich beim Geist des Waldes, der Bäume und Pflanzen, sowie bei den Naturwesen, dass du mit ihnen ihren Lebensraum teilen darfst. Verbinde dich gedanklich mit dem Energiefeld des Waldes, fühle es über dein Herz! Es ist, wie wenn du durch einen unsichtbaren Schleier, eine unsichtbare Tür gehst und eine energetisch andere Welt betrittst.

› Bitte diesen Raum betreten zu dürfen und gehe in Achtsamkeit die ersten Schritte in den Wald.

› Du wirst nun auch von den dort lebenden Bewohnern positiv wahrgenommen, da sie deine liebevollen Absichten und deine Wertschätzung ihnen gegenüber erkennen.

Übe dieses achtsame Betreten des Waldes und erkenne, was es mit dir und deiner Wahrnehmung macht.

Dies ist eine wichtige Übung, um ein Gefühl für den Wald und seine Bewohner zu bekommen und sich gleichzeitig als Teil dieses Lebensraumes zu fühlen.

3. SCHRITT

WALDTHERAPIE 1. EBENE

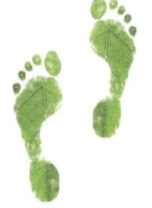

- Was versteht man unter der ersten Ebene der Waldtherapie?
- Benötige ich dazu Vorkenntnisse?

Die erste Ebene der Waldtherapie ist jene, die fast alle Menschen spüren, zu der alle einen Zugang haben. Sie umfasst den Wald in seiner Ursprünglichkeit. Wir haben ein positives Gefühl, wenn wir in das Ökosystem Wald eintauchen. Es ist jenes der Entspannung an diesem Ort der Ruhe, der uns Menschen seit ewigen Zeiten als Kraft- und Energiequelle dient.

Die Menschen suchen diesen Ort in ihrer Freizeit auf und fühlen sich wohl. Es ist ein Ort, wo wir uns von unseren täglichen Herausforderungen erholen können.

Dabei können wir die Vielfalt an heilsamen Informationen nutzen und aufnehmen. Diese Ebene nutzen viele Menschen beim Wandern, Spazierengehen, bei Freizeitaktivitäten.

Die reine Luft, die vielen Botenstoffe der Pflanzen und Bäume mit all ihren positiven Wirkungen nutzen die Menschen automatisch und weitgehend unbewusst.

Es gilt daher mit offenen Sinnen achtsam diesen Lebensraum zu betreten, wahrzunehmen und zu genießen.

WALDSPAZIERGANG

Ich möchte nun die erste Ebene des Waldbadens in Form eines Naturerlebnisses, eines Waldspazierganges mit allen Sinnen zeigen:

> Stell dir vor, du lebst in einer Großstadt und es ist Wochenende. Eine stressige Woche im Büro mit allerlei Schwierigkeiten und Konflikten ist vorbei. Du fühlst dich ausgelaugt, verspannt und deine Energiereserven sind am Ende. Dein Kopf ist noch voller Gedanken.

> Deine innere Stimme sagt dir jedoch, dass du dich in ein nahegelegenes Naturschutzgebiet, das nur einige Kilometer entfernt ist, begeben solltest.

> Es ist ein ruhiges Tal, durch welches ein Bach fließt. Es ist eine naturbelassene Gegend, inmitten eines Waldes, ein ideales Ausflugsziel.

> An diesem Frühlingsmorgen steigst du in dein Auto und erreichst nach einiger Zeit das besagte Tal in dem Naturschutzgebiet. Gedanken kreisen noch immer um die Probleme der vergangenen Woche. Im Kopfbereich spürst du einen unangenehmen Druck an Stirn und Schläfen. Dein Rücken und dein Nacken sind noch immer verspannt.

> Dort angekommen erwartet dich eine ruhige, friedliche Atmosphäre. Da es noch früh am Morgen ist, bist du alleine am Eingang dieses Tales, an der Eintrittspforte des Waldwegs. Nur das Rauschen des Baches und das freudige Zwitschern einiger Vögel sind zu hören.

Nachdem du die ersten Schritte getan hast,
atmest du ein Mal kräftig durch,
damit deine Lunge wieder frei wird.

WALDSPAZIERGANG

> Der intensive Geruch einiger Frühlingsblumen sticht dir in die Nase. Einige Frösche, ganz nah an einem kleinen Teich, quaken um die Wette. Das Summen der Bienen und anderer Insekten lenkt deine Aufmerksamkeit auf deine Umgebung und lässt dich deinen Alltag vergessen. Du beginnst nun diesen friedlichen Schauplatz zu beobachten. Dein Kopf wird immer freier und leichter. Deine Augen erkennen nun das saftige Grün der frischen Triebe und Blätter, der Buchen, Eichen und der anderen Bäume. Dieses saftige intensive Grün, die Feuchtigkeit des Morgens und das Sonnenlicht, das sich in deinen Augen spiegelt, lassen dich zur Ruhe kommen.

> Ein Feuersalamander am Rande des Baches genießt die ersten wärmenden Strahlen der Sonne. Seine Ruhe überträgt sich auf seinen Beobachter.

> Nachdem du einige Zeit gewandert bist und immer wacher deine Umgebung wahrgenommen hast, spürst du, wie dein Kopf und dein Nacken immer entspannter und leichter werden.

> Ein ganz besonderes Gefühl macht sich in dir breit. Es ist jenes Gefühl, als ob man sich in einer anderen Welt befindet, die frei von den alltäglichen menschlichen Sorgen und Problemen ist.

> Deine Atembewegungen werden freier und intensiver. Gleichzeitig kommt Lebensfreude auf. Die Farben der Blumen am Wegesrand unterstützen dein Wohlbefinden.

> Als du an einem kleinen Wasserfall vorbeikommst, setzt du dich auf einen der großen, bemoosten Steine und beobachtest das Wasser. Es beruhigt dich.

› Gleichzeitig hast du das Gefühl, dass Tausende Wassertröpfchen, die Gischt des Wasserfalls, dir Frische und Energie geben. Es ist Vitalenergie pur. Du nimmst dieses belebende und zugleich beruhigende, fast meditativ wirkende Erlebnis, den Wald, das Wasser und die Ruhe dieses Ortes, in dich auf.

Einfach sein und beobachten!

› Du hast keine Ahnung, wie lange du hier an diesem Ort verweilt hast. Hier spielt Zeit keine Rolle. Du gehst nun wieder weiter. Deine Wahrnehmung wird immer klarer. Deine negativen Gedanken sind verflogen. Nun beginnst du die einzelnen Schönheiten der Gräser, der Blumen, die Besonderheiten der Bäume wahrzunehmen. Die Geräusche der Vögel, der Tiere, der Insekten werden intensiver.

› Die Farben der Natur beginnen deine Emotionen zu beleben. Immer mehr Leichtigkeit und Lebensfreude kommen in dir auf.

› Als du plötzlich das Gefühl hast, stehen bleiben zu müssen, ziehst du deine Schuhe aus. Deine Füße spüren das kühle, feuchte Gras. Sie nehmen den Waldboden, das Moos und schließlich das kühle erfrischende Nass des Waldbaches wahr. Diese Verbindung lässt dich deine Lebensenergie wieder spüren. Du fühlst, wie sie in dir hochsteigt. Es ist die Vitalenergie des Waldes, des Wassers und der Erde, die über deine Füße deinen Körper erreicht.

› Nun berühren deine Hände eine alte Eiche.

WALDSPAZIERGANG

Du bist mit allen Sinnen im Wald angekommen.

*„Sehen, Hören, Riechen und Fühlen",
an diesem Ort, dem Wald,
der all deine Sinne berührt,
der sich auf dein Wohlbefinden auswirkt.*

Nachdem du einige Zeit an diesem Ort der Ruhe verbracht hast, fühlst du dich vitaler, entspannter und freier. Deine Seele hat dieses Bad genossen und deine Energiereserven sind wieder aufgetankt.

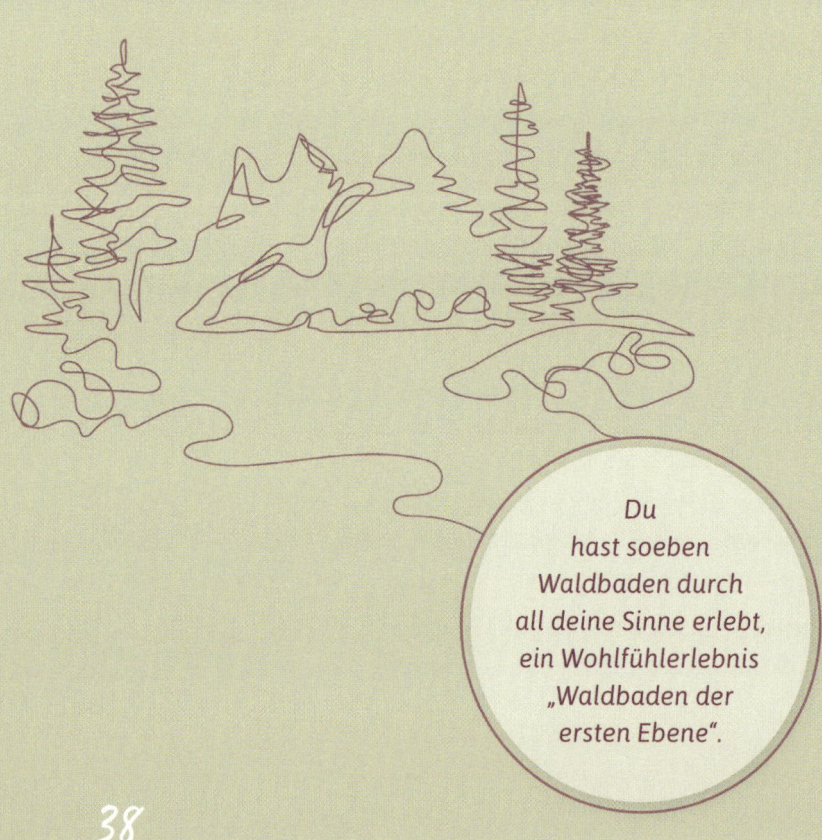

Du hast soeben Waldbaden durch all deine Sinne erlebt, ein Wohlfühlerlebnis „Waldbaden der ersten Ebene".

4. SCHRITT
ERKENNEN EINES GEEIGNETEN WALDORTES

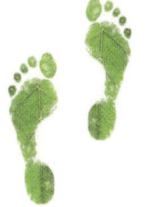

- Welche Waldorte sind für die Waldtherapie geeignet?
- Gibt es Unterschiede zwischen natürlich gewachsenen Wäldern und sogenannten Fichtenmonokulturen bei der Waldtherapie?
- Welche Rolle spielt meine Intuition bei der Auswahl des richtigen Waldortes?

In meiner Wahrnehmung sind Bäume und der Wald auch Orte und Wesen, welche die Erfahrung und die Energie verschiedener Ereignisse vergangener Zeiten speichern. Wenn man sich mit ihnen verbindet, sind diese Informationen für sensitive Menschen über die Bäume und an diesen Waldorten stark spürbar. Im Zuge meiner Arbeiten durfte ich immer wieder verschiedene Waldorte spüren, wahrnehmen und kennenlernen, die energetisch gesehen sehr stark belastet sind.

Durch Kriege in vergangenen Zeiten sowie durch Krankheiten und Seuchen, bei denen Menschen verstorben sind, gibt es auch heute noch Plätze, wo die Energien der Angst, des menschlichen Leides spürbar sind. Diese Waldorte fühlen sich nicht gut an.

Feinfühlige Menschen spüren ein beklemmendes Gefühl in der Brust- und im Emotionalbereich, wenn sie sich dort aufhalten, ohne die Ursache dafür zu wissen.

Manchmal können erdgebundene Seelen an diesen Plätzen wahrgenommen werden. Hierbei handelt es sich um Seelen von Verstorbenen, die noch unter uns und nicht *ins Licht* gegangen sind.

Auch Nachbarschafts- und Familienstreitigkeiten können manche Grundstücke belasten, bis die Ursachen erkannt und aufgelöst werden.

Ich möchte hier das Bewusstsein schaffen, dass diese Plätze für die Heilarbeit mit den Bäumen nicht geeignet sind.

Es gibt auch Plätze, an denen geomantische Störzonen (Kreuzungen von Wasseradern, Erdverwerfungen u. Ä.) unser Körpersystem belasten. Diese sind ebenfalls als Therapieplatz und Waldbadeort nicht geeignet.

Es ist wichtig, geeignete Plätze sorgfältig auszusuchen.

Die einfachste Methode dies zu überprüfen ist folgende:
Wenn du einen Waldort betrittst und du das Gefühl hast: *Hier fühle ich mich wohl! Hier geht mein Herz auf!*, dann bist du richtig! Wenn du hingegen ein beklemmendes, unangenehmes Gefühl im Brustbereich verspürst, wenn du diesen Ort betrittst, so ist dieser nicht für dich und dein Vorhaben geeignet!

Du kannst diesen Waldort mit einem Tensor oder Pendel austesten, wenn du schon Erfahrung mit diesen energetischen Helfern hast.

Stelle die Frage, ob dieser Waldort für dich und dein Vorhaben geeignet ist. Suche dir einen geeigneten Platz.

Folgenden Hinweis solltest du bei der energetisch richtigen Auswahl deines Standortes im Wald ebenfalls berücksichtigen:

Fichtenmonokulturen, also reine Fichtenwälder sind für diese Art der Arbeit wenig bis gar nicht geeignet, weil hier die Artenvielfalt nicht vorhanden ist. Diese Wälder sind energetisch relativ *leblos*. Ausnahmen sind natürliche Fichtenwälder, an denen die Fichte ihr Verbreitungsgebiet hat, in höheren kühleren Lagen, im Gebirge!

Weiters gibt es aktuell einige Baumkrankheiten wie das Eschensterben. Diese Standorte sind nicht geeignet für deine Arbeit, da kranke Bäume selbst Schutz und Heilung bedürfen.

Sehr gut geeignete Plätze sind ältere, natürliche Laubmischwälder, deren Ökosystem intakt ist! Speziell in älteren Laubmischwäldern hatte die Natur die Zeit und die Möglichkeit sich in ihrer Artenvielfalt auf verschiedenen Ebenen zu entwickeln.

Ebenso ist dies auf der energetischen Ebene notwendig.

Die verschiedenen Ebenen der Pflanzen, Bäume, Gräser und Pilze brauchen Zeit, um sich auszubreiten und zu vernetzen. Somit braucht das Ökosystem Wald Zeit, um in seiner Vielfalt wachsen zu können. Diese lebendig gewachsene,

Umgebung ist auch ein Bereich, an dem sich Naturwesen niederlassen. Es sind dies die _besten Plätze_, um Heilarbeit für deinen Körper, deinen Geist und deine Seele durchzuführen.

Beachte daher bei der Wahl deines Waldortes, ob du dich hier wohlfühlst und ob hier eine gesunde Artenvielfalt an Pflanzen und Bäumen vorherrscht.

Ein lichtvoller Ort, wo viele verschiedene Bäume, Pflanzen, Gräser, Pilze und Moose vorhanden sind, ist sehr hilfreich und Voraussetzung für eine positive Arbeit zwischen Mensch, Baum und Wald.

Verbinde dich mit dem Waldort und spüre über dein Herz, wie sich dieser Platz anfühlt!

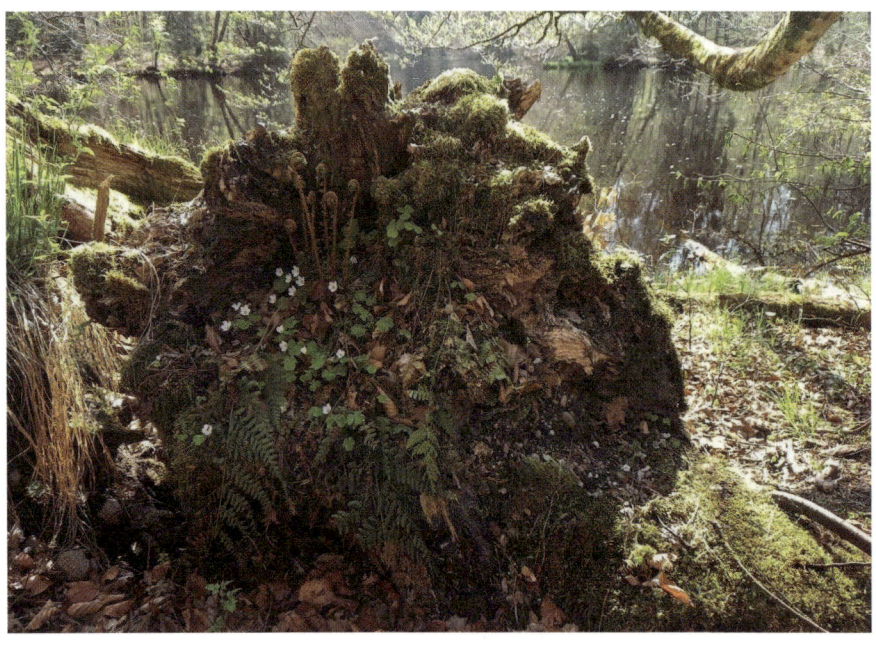

Erschaffe dir deinen Therapieplatz, deinen Heilplatz im Wald

Für regelmäßige therapeutische Arbeiten im Wald ist es sinnvoll eigene Heilplätze zu schaffen.

- Was kann man sich darunter vorstellen?
- Was ist zu tun?

Ein _Heilplatz_ ist ein geschützter Ort mit positiver Energie, an dem ich regelmäßig meine Therapiearbeiten durchführe, ein Ort, der durch meine Arbeiten energetisch wachsen kann.

Finde einen Ort im Wald, einen lichtvollen Ort, wo du dich wohlfühlst, wo dein Herz aufgeht, am besten einen Waldort mit verschiedenen Baumenergien, einen älteren Mischwald.

Lasse dabei auch deine eigene Intuition, deine eigenen Bedürfnisse einfließen. Fühle, welcher Ort für dich und deine Arbeiten geeignet ist.

Ein solches Beispiel wäre ein Ort, eine kleine Waldlichtung, welche kreisförmig von älteren Bäumen wie Buchen, Eichen, Kiefern umgeben ist. Es ist ein Ort, der von der Sonne erhellt wird. Der Wind reinigt durch die luftige Lage deines Heilplatzes die vorhandenen Energien. Die Energie des Platzes wächst mit der Zeit im Laufe deiner Arbeiten.

Wenn du diesen Ort gefunden hast, bitte zuerst um den Segen für diesen Ort.

SEGEN

SCHAFFUNG EINES HEILPLATZES

Bitte die anwesenden Baum-, Pflanzen- und Naturwesen um Erlaubnis hier einen Ort der Heilung errichten zu dürfen. Bringe ihnen deine Wertschätzung und deinen Dank für ihre Arbeit entgegen.

› Verbinde dich mit dem Waldort und den Bäumen. Spüre, ob es sich gut anfühlt, ob du die notwendige Zustimmung für dein Vorhaben bekommst.

› Wenn dies der Fall ist, bitte deine geistigen Helfer um Reinigung und Schutz für diesen Ort, so dass hier keine negativen Energien bei deinen Arbeiten eindringen können.

› Visualisiere dir diesen Schutz für diesen Ort, manifestiere ihn. Bedanke dich anschließend bei deinen Helfern für ihre Unterstützung, für Schutz und Führung.

Dies ist eine Möglichkeit, um einen Heilplatz zu errichten und diesen durch deine Arbeiten energetisch wachsen zu lassen. Dieser Ort hat auch eine positive Wirkung auf seine Umgebung.

Es gibt auch die Möglichkeit ruhige, abgeschiedene Plätze für meditative Sequenzen zu nutzen.

Wenn du dir nun bewusst deine positiven Herzensplätze im Wald ausgesucht und vorbereitet hast, dann bist du bereit für den nächsten Schritt.

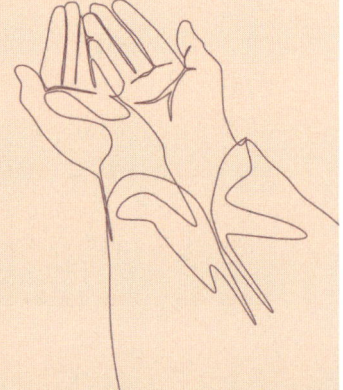

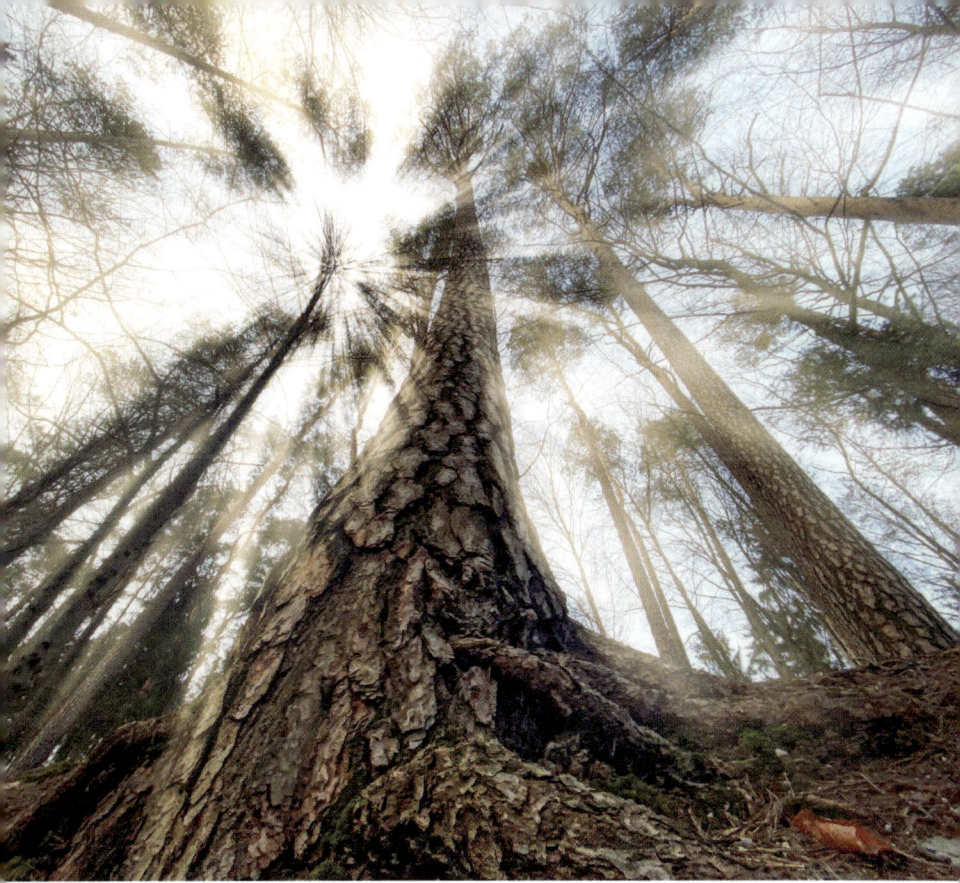

5. SCHRITT

WALDTHERAPIE 2. EBENE

- Was bedeutet Waldtherapie der 2. Ebene?
- Wo liegt der Unterschied zu einem normalen Aufenthalt im Wald?
- Welche Möglichkeiten habe ich bei Arbeiten der 2. Ebene?
- Wobei ist sie besonders hilfreich?
- Ist diese Methode geeignet mein Körperbewusstsein, meine Psyche zu stabilisieren?
- Ist es egal, mit welchem Baum ich mich verbinde?
- Haben verschiedene Bäume individuelle Energien?

Waldtherapie der zweiten Ebene ist für mich jene Ebene, wo ich mich <u>bewusst</u> mit dem Wald, den Bäumen, Mutter Erde und meiner Umgebung verbinde. Es ist ein Spüren des eigenen Körpers, seiner Belastungen, seiner Blockaden in Verbindung mit dem Wald und den Bäumen.

Diese Verbindung wird durch bewusstes Atmen und Fühlen verstärkt!

Weiters wird dieser Prozess durch meine Absicht: *Was möchte ich in dieser Verbindung loslassen oder ausleiten?*, unterstützt!

Über das bewusste <u>Verwurzeln–Atmen–Verbinden</u> sowie <u>Fühlen–Loslassen</u> beginnt die Kommunikation deines feinstofflichen Körpers mit den Bäumen.

In dieser Verbindung hast du die Möglichkeit die heilenden Energien und Informationen des Waldes, der Bäume und der Pflanzen bewusst in dein Körpersystem aufzunehmen.

Es ist eine Kommunikation deines feinstofflichen Körpers mit dem feinstofflichen Energiesystem der Bäume und des Waldes!

Die Energie folgt der Aufmerksamkeit ist hier ein wichtiger Grundsatz!

„Fühlen", die Welt der inneren Wahrnehmung

Sich selbst und seine Umgebung wieder bewusst zu fühlen, wahrzunehmen, ist der erste Schritt in diesem Prozess.

Unser ständiges Kopfkino, unser ständiges *Beschäftigtsein*, Multitasking, Handy usw. bewirken einen steten Energieverlust mit dem Ergebnis sich selbst nicht mehr spüren zu können. Viele funktionieren einfach nur mehr energielos in unserem täglichen Hamsterrad!

Es geht darum wieder in seine Ruhe zu kommen, wieder bewusst wahrzunehmen.

Das beste Rezept die innere Wahrnehmung zu trainieren, ist die Kunst die _innere Stille_ zu hören, zu fühlen. Für viele ist das die schwierigste Übung überhaupt!

Denn hier gilt es unser Ego und unser unaufhörliches Gedankenkreisen abzuschalten. Eine weitere Schwierigkeit ist wahrzunehmen ohne zu beurteilen! In jenem Moment, in dem ich beurteile, gehe ich in Resonanz mit dem Thema, welches ich wahrgenommen habe. Wahrnehmung und Information sind somit nicht mehr rein, objektiv, sondern manipuliert durch mein Ego.

Nur unverfälschte Wahrnehmungen sind hier hilfreich. _Was ist_ aufzunehmen ist der Knackpunkt aller Wahrnehmungen. Dein Ego wird am Anfang versuchen es zu verhindern.

Eine der wichtigsten Übungen ist daher am Anfang sich über den Atem in der inneren Wahrnehmung zu bewegen. Die Konzentration auf deinen Atem erleichtert das *Nichtdenken*. Es hilft dir dein Kopfkino auszuschalten!

Daher:

ÜBUNG

„ATME – FÜHLE – NIMM WAHR!"

- Atme – Fühle – Nimm wahr!
- Kommen trotzdem Gedanken, lass sie vorbeiziehen!

Wenn du regelmäßig derartige Übungen im Wald machst, wirst du staunen, welche verschiedenen Wahrnehmungen sich dir im Laufe der Zeit erschließen, egal ob über das Hören, Fühlen oder Sehen. Du kannst auch deinen Tastsinn benutzen. Das Wahrgenommene soll nicht beurteilt, sondern nur gefühlt werden.

Beachte, was es mit dir macht!

Eine weitere vorbereitende Übung zur Waldtherapie der zweiten Ebene ist es, die eigenen Körperenergien wahrzunehmen und zu fühlen.

Es ist dies etwa ein spielerischer Umgang mit Energien, die sich zwischen deinen Handflächen aufbauen, um deinen Tastsinn zu schulen und Energien über deine Hände zu spüren.

ENERGIEN FÜHLEN!

ÜBUNG

> Versuche die Energien zwischen deinen Händen zu spüren, den Energiefluss, der sich zwischen deinen Handinnenflächen aufbaut.

> Reibe zuerst deine beiden inneren Handflächen aneinander, so wie wenn du diese erwärmen möchtest.

> Beginne anschließend langsam die Innenflächen deiner Hände auseinanderzuführen und führe sie wieder zusammen.

> Beobachte, fühle den Energiefluss zwischen deinen Handinnenflächen. Du kannst dabei bewusst Energiebälle kreieren, spiele mit ihnen, lasse dich von deiner Intuition leiten.

Diese Wahrnehmungen werden mit der Zeit immer stärker und konkreter. Sie helfen dir bei den verschiedenen Therapiearbeiten der zweiten und dritten Ebene.

Du kannst auch beginnen deinen eigenen Energiekörper, deine Aura, oder den eines anderen Menschen abzutasten, zu fühlen.

Fühle den leichten Widerstand, die energetische Begrenzung der Auraschichten.

Ebenso kannst du lernen das Energiefeld eines Baumes durch Abtasten mit deinen Händen spielerisch zu fühlen.

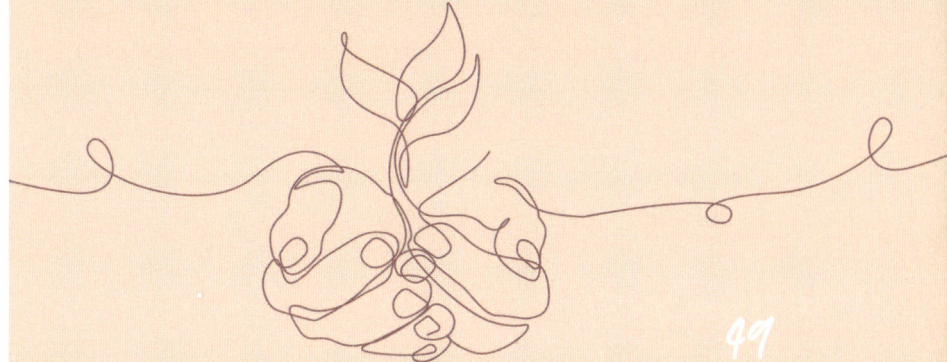

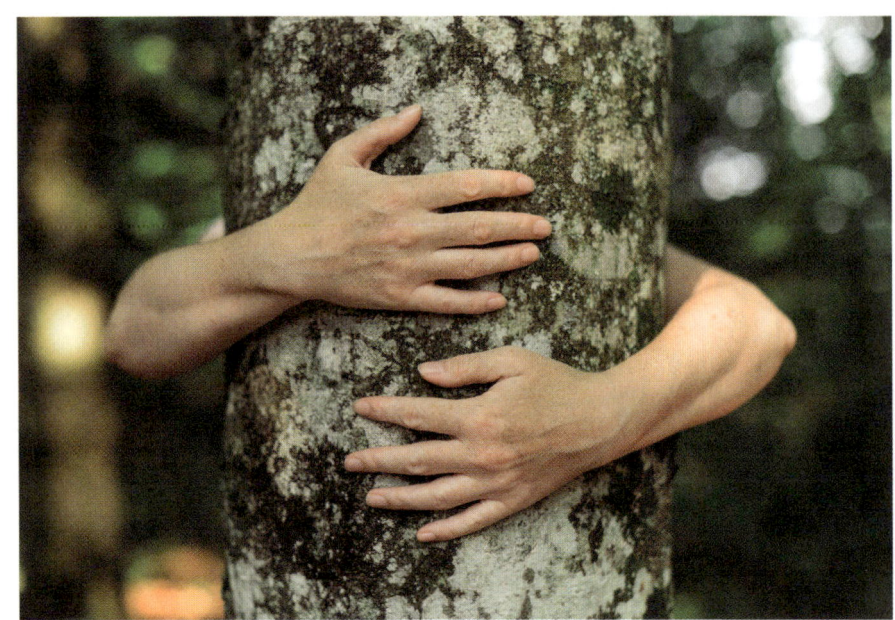

Der Baum – ein individuelles Wesen

Wenn du eine Verbindung zwischen Baum und Mensch aufbauen möchtest, so stelle dir folgende Frage:

Würde ich es wollen, wenn wildfremde Menschen auf mich zukommen, ohne mich zu fragen umarmen und dann wieder ihres Weges gehen?

Sicher nicht! Genauso verhält es sich mit Bäumen.

Meine Erfahrung mit der Kommunikation mit Bäumen führte zu folgendem Ergebnis:

Neben dem gesamten Informationsfeld des Ökosystems Wald mit verschiedenen Pflanzen hat jeder Baum auch eine Art *eigenes Bewusstsein*. Er kommuniziert zum Teil über seine Wurzeln, über Pilzgeflechte auf der grobstofflichen Ebene, aber auch über das morphische Feld (Richard Sheldrake).

Ich persönlich empfinde das als eine Art Schwingung, die von jedem Baum ausgeht, die mit meinem feinstofflichen Körper kommuniziert. So machte ich aber auch des Öfteren die Erfahrung, dass nicht alle Bäume jederzeit bereit sind mit uns Menschen zu kommunizieren.

Wie erfolgt die Kommunikation mit unserem feinstofflichen Körper?

Bäume kommunizieren mit unserem feinstofflichen Körpersystem über sogenannte Botenstoffe.
Die verschiedenen Baum- und Pflanzenenergien unterstützen den jeweiligen Heilvorgang.

Suche dir den Baum oder die Pflanze, die mit deiner Krankheit kommuniziert, und höre, was sie dir sagen will!

Einige Beispiele dazu:

Linden haben nicht nur zufällig herzförmige Blätter. Sie tragen auch heilende Informationen für Herz und Herzensangelegenheiten in sich.
 Sollten solche Probleme spürbar sein, wäre es sinnvoll, sich regelmäßig mit Linden zu verbinden oder unter einem Lindenbaum zu meditieren. Achtsamkeit und eine liebevolle Verbindung über das Herz sind bei dieser Übung sehr hilfreich. Wichtig ist die Absicht: *Ich bitte um Heilung meiner Probleme im Herzen!*

Die *Kastanie* trägt die Energie von Harmonisierung in sich.

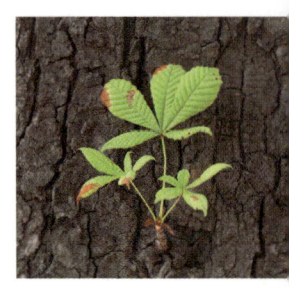

 Bitte um Gelassenheit und Ausgeglichenheit, während du dich mit diesem Baum verbindest. Die innere Ruhe soll für dich spürbar werden.

Die *Zirbenenergie* senkt unseren Puls, unsere Herzfrequenz. Sie lässt uns zur Ruhe kommen. Diese Informationen sind nicht nur im lebenden Baum, sondern auch in den verschiedenen Pflanzenteilen und im Holz gespeichert.

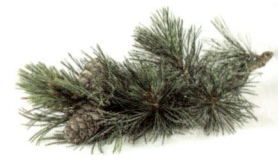

Eine ähnliche beruhigende Wirkung können wir auch in etwas abgeschwächter Form bei der *Fichte* spüren.

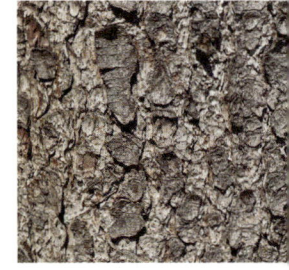

Kommunikation mit einem Baum

Wie begegnet man einem Baum respektvoll, achtsam, liebevoll und nutzt gleichzeitig seine reinigenden und heilenden Energien?

Meine Empfehlung:
Die Übung: *Belastungen loswerden:*

BELASTUNGEN LOSWERDEN

ÜBUNG

Wenn du die Absicht hast, deine geistigen, seelischen und emotionalen Belastungen loszuwerden, suche dir einen geeigneten, ruhigen Platz im Wald, wo du dich wohlfühlst:

Verbinde dich mit Mutter Erde:
- Stelle dir vor, dass Wurzeln aus deinen Beinen wachsen und du tief mit Mutter Erde verbunden bist.
- Atme dabei tief und bewusst in deinen Körper. Spüre dich in deiner Ganzheit. Versuche deine Gedanken durch bewusstes Atmen auszuschalten. Atme so lange, bis du das Gefühl hast, dass dein Kopf frei ist.

Begrüße die anwesenden Baumwesen:
- Formuliere dein Anliegen:

> *Ich bitte um Entfernung der mich belastenden Energien und Gedanken!*
>
> *Ich bitte jenen Baum zu finden, welcher mir jetzt bestmöglich helfen kann!*

- Spüre in dich hinein, ob es in deiner Nähe einen Baum gibt, von dem du dich besonders angezogen fühlst. Nicht alle Bäume sind im Moment optimal für dein Anliegen.
- Spüre deine Intuition! Spürst du dann einen leichten Impuls in die Richtung eines Baumes oder ein Baum spricht dich deutlich an, so gehe zu ihm hin.
- Begrüße ihn wie einen Freund.

ÜBUNG

> Schließe deine Augen und wiederhole dein Anliegen:

Ich bitte um Ausleitung, Entfernung aller negativen Energien, Emotionen, Gedanken, Anhaftungen.

Wenn du dich weiter von diesem Baum angezogen fühlst, so verbinde dich mit deinen Händen, indem sie den Stamm berühren.

> Spüre in dich hinein:

Wo sind meine Verspannungen, Belastungen und sonstigen negativen Empfindungen?

> Sobald sie erkannt sind, lass sie los. Leite sie je nach Gefühl über deine Arme, Beine oder deine Chakren aus.

> Leite sie in Mutter Erde, in den Baum oder über deinen Kopf in die Krone des Baumes.

> Fühle, wie die Energie ins Fließen kommt und deinen Körper verlässt.

Ich lasse los! Ich bin frei von allen negativen Belastungen!

> Diesen Impuls wiederholst du so lange im Herzen und im Geiste, bist du fühlst, dass du frei bist von diesen Energien.

> Atme während der Verbindung tief und intensiv.

> Spüre in dich hinein, ob alle Belastungen weg sind, ob du das Gefühl hast frei zu sein.

> Abschließend bedanke dich bei deinem Baum und tritt aus dem Informationsfeld des Baumes heraus.

Wichtig ist jedoch, dass man diese Dinge auch wirklich loslassen möchte. Man glaubt es nicht, wie sehr wir an alten, gewohnten Gedanken und Mustern hängen.

Du brauchst kein schlechtes Gewissen zu haben, wenn du diese negativen Energien an die Bäume abgibst. Bäume werten nicht.

Genauso wie sie Kohlenstoffdioxid aufnehmen und in Sauerstoff umwandeln, nehmen sie unsere Energien auf und wandeln diese mit Hilfe von Mutter Erde und den Pflanzensystemen in gereinigte Energien um.

Für Mutter Erde sind dies einfache Energien. Sie ist in der Lage diese aufzunehmen und umzuwandeln.

Verbinde dich mit den positiven Energien der Bäume

› Nachdem du dich von deinen Belastungen befreit hast, atme einige Male bewusst durch und komm in deine Ruhe.

› Spüre nun wieder über dein Herz und sende folgende Bitte aus:

Ich bitte nun jenen Baum finden zu dürfen, der mir jetzt bestmöglich helfen kann!

ÜBUNG

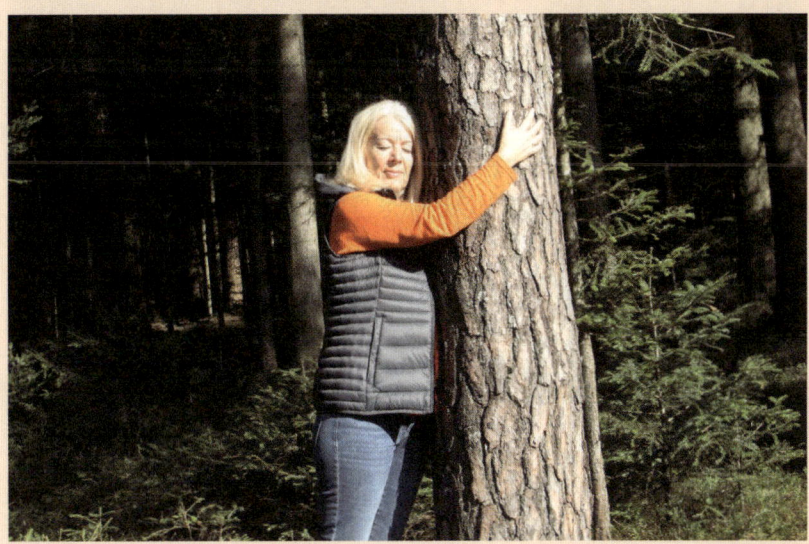

ÜBUNG

So wie du die belastenden Energien losgelassen hast, kannst du jenen Baum mit den Energien, die dich hilfreich unterstützen, finden.

Du kannst diese hilfreichen Baumenergien in dein Körpersystem integrieren, dort wo du sie benötigst.

Bei all diesen Übungen gilt der Grundsatz:

Hab Geduld mit dir, lass dir Zeit.

Es bedarf manchmal etwas Übung und Vertrauen, damit diese Prozesse ins Fließen kommen.

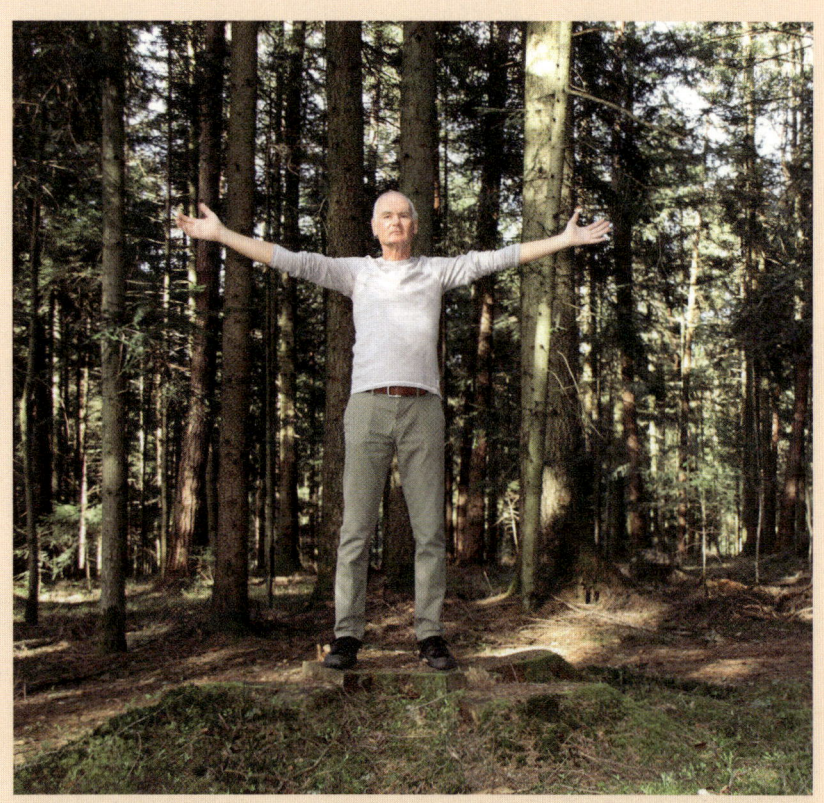

ÜBUNG

Verwurzle dich erneut und bitte darum jenen Baum finden zu dürfen, der dich jetzt bestmöglich unterstützen kann.

› Fühle in dich, in dein Herz hinein. Wenn du dich von einem Baum hingezogen fühlst, wenn dich ein Baum anspricht, dann geh zu ihm hin.

› Bitte nun dich mit diesem speziellen Baum verbinden zu dürfen. Wenn es für dich stimmig ist, wenn dich dieser Baum anzieht, dann verbinde dich über deine Hände mit diesem Baum.

› Verbinde deinen Energieköper, deine Aura mit dem Energiekörper des Baumes, werde eins mit dem Baum, fühle, wie die Energien des Baumes über deine Hände, deine Chakren in deinen Körper fließen.

› Leite sie an jene Stellen, wo du sie benötigst. Es sind oft jene Stellen, wo du so etwas wie eine Leere spürst.

› Atme dabei kräftig, fühle über dein Herz, lass die Energien fließen. Geh dabei in das Gefühl der Dankbarkeit.

Die Energie folgt der Aufmerksamkeit!

Es ist kein Aussaugen des Baumes, es ist ein Kreislauf, ein Energieaustausch zwischen Mensch und Baum.

› Wenn du spürst, es fühlt sich nun stimmig an, dann bedanke dich bei dem Baum und tritt aus dem Energiefeld des Baumes wieder heraus.

> In diesem Buch findest du noch viele dieser positiven Baumenergien beschrieben, z. B. Buche, wenn du Klarheit brauchst, oder Ahorn, wenn du wieder in deine Lebensfreude kommen möchtest.

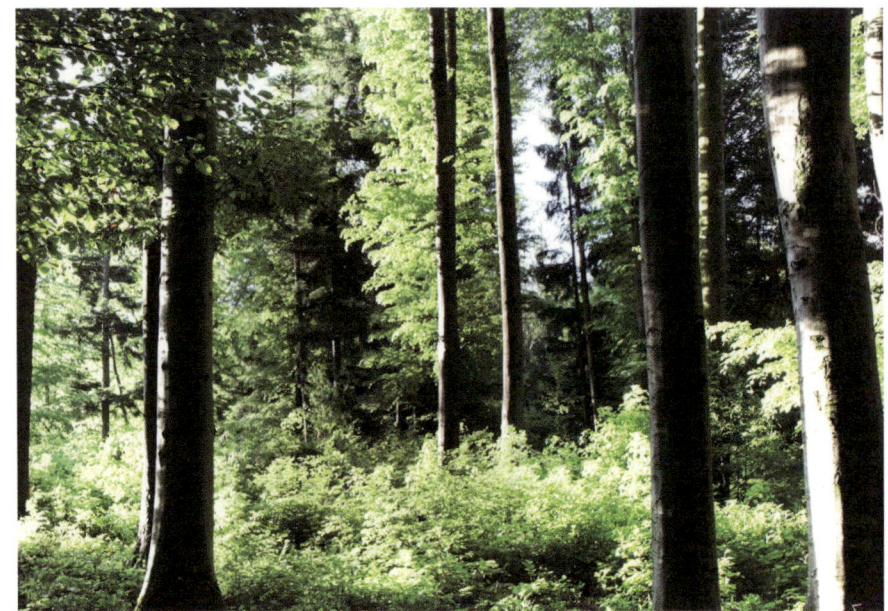

Präsenz und Achtsamkeit im Wald

Achtsamkeitsübungen sind sehr hilfreich in der Burn-out- und Stressprävention.

Es ist für diese Menschen wichtig, dass sie die Entschleunigung, die bewusste Präsenz im *Hier und Jetzt* erkennen und leben. Erst wenn sie diese beachten, kommen sie wieder in ihre Kraft und beginnen sich wieder selbst zu spüren.

Wenn du einen Spaziergang im Wald machst, kommt es vor, dass dein Kopf voller Gedanken ist. Dabei nimmst du deine Umgebung nicht wirklich wahr.

Ich möchte dir nun in Form einer Übung zeigen, wie du deine Wahrnehmung stärken kannst.

Nimm dir dazu ein bis zwei Stunden Zeit!

EIN WALDSPAZIERGANG IM HIER UND JETZT

Speziell wenn du dich im Moment gehetzt fühlst und dich selber nicht mehr spüren kannst, wenn deine Emotionen, deine Gedanken nur mehr im negativen Bereich kreisen, ist diese Übung genau richtig:

Suche dir eine Wanderung oder einen Spaziergang in einem Waldstück aus, welches ruhig gelegen ist und von wenigen Menschen frequentiert wird.

- Der Grundgedanke, die Absicht bei diesem Spaziergang ist, ihn bewusst wahrzunehmen.
- Beginne mit langsamen Schritten den Weg zu gehen und atme dabei bewusst tief ein und aus.
- Nimm deine Umgebung wahr.
- Achte auf die Kleinigkeiten, die Pflanzen, die Bäume, die Besonderheiten.
- Bleib stehen, wenn du das Gefühl hast innehalten zu müssen.
- Kommen zwischendurch Gedanken auf, wie:

   Was ist noch zu erledigen? Ich sollte schneller gehen! oder sonstige negative Gedanken, die um dich kreisen, mache Folgendes:

- Sage *Stopp* zu deinem Ego, welches sich von diesen negativen Gedanken nährt und an den alten, gewohnten Gedankenmustern festhalten möchte.

   Ich bin hier, um mich selbst zu spüren, zu bremsen und wieder wahrzunehmen!

WALDSPAZIERGANG

> Verlangsame jedes Mal dein Tempo oder bleib stehen.

> Du hast die Kontrolle über dein Getriebensein, indem du langsam und aufmerksam durch den Wald gehst.

Suche dir einen Baum, der dich anspricht.

> Tritt langsam und bewusst auf ihn zu. Fühle seine Präsenz.

> Bitte ihn um Hilfe, wenn du ein gutes Gefühl hast, und verbinde dich mit ihm.

> Verwurzle dich tief mit Mutter Erde.

> Strecke deine Arme nach oben, als wären es Äste. Berühre dabei den Baum.

> Dein Körper wird zum Stamm.

> Atme tief und stell dir vor, du bist selbst der Baum.

> Schließe deine Augen, fühle die Umrisse und Besonderheiten des Baumes.

> Spüre in dich hinein, welches Thema dich bewegt.

Warum bin ich ein Getriebener!

Warum kann ich mich nicht mehr spüren?

Was macht mich traurig?

Wer oder was raubt mir meine Energie?

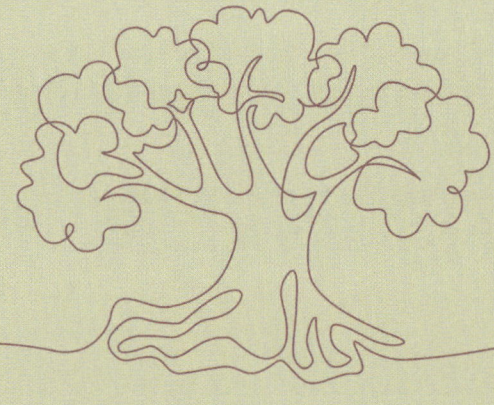

Egal was dich gerade beschäftigt, stelle die für dich wichtige Frage an den Baum.

Die Frage soll nicht aus deinem Verstand, sondern aus deinem Inneren, deinem Herzen kommen.

- Lass dir Zeit. Atme und fühle die Verbindung zu dem Baum.
- Bitte um Antwort.
- Wenn dann die Antworten aus deiner inneren Stimme kommen oder einfach da sind, nimm sie an.
- Es können innere Bilder oder Gedanken, die dir einen Lösungsweg aufzeigen, sein. Die ersten Impulse sind meist die richtigsten und wertvollsten.
- Erst wenn sich wieder Zweifel und dein Ego einschalten, ist man wieder in den alten Schienen.
- Vertraue dir selbst, lerne deiner inneren Stimme zu vertrauen.

Je offener du bist, desto klarer sind die Antworten.

- Fühle, wenn du die richtige Antwort bekommen hast, bedanke dich bei dem Baum. Gib ihm deine Wertschätzung und entferne dich langsam.
- Gehe langsam weiter, bleibe im *Hier* und *Jetzt*.
- Sage *Stopp*, wenn dich alte Muster einholen.

Wenn du das Gefühl hast, du möchtest noch zu einem anderen Baum, so halte inne und wiederhole die Verbindung und Fragestellung mit dem neuen Baum.

- Die Fragen sollen diesmal entweder vertieft oder neu gestellt werden.

WALDSPAZIERGANG

Wenn du das Gefühl hast, es kommen Emotionen oder sonstige negative Energien in dir hoch, gehe wie folgt vor:

> Atme tief und bewusst ein und aus.
> Versuche diese Energien, Gefühle über deine Arme, Beine oder deine Chakren (Emotionalchakra) abzugeben.
> Stelle dir vor, sie fließen aus deinem Körper. Du lässt sie einfach los.
> Beobachte sie, während diese Energien aus deinem Körper fließen, lass sie ziehen.

Du kannst diesen Vorgang einige Male auch an verschiedenen Bäumen wiederholen.

Es ist hier besonders wichtig, dass du dir dabei keinen Druck machst, sei ganz ohne Erwartungshaltung!

Nimm es an, egal was kommt.

Erst dann kannst du sehen, ob du mit der Botschaft etwas anfangen kannst.

Du kannst sie aufschreiben.

Sollten jedoch keine Informationen kommen, sei nicht enttäuscht. Warte ab, bis deine innere Verbindung wieder frei ist.

Jede Erwartungshaltung ist störend.

Hab Geduld mit dir, auch das ist Teil dieser Übung.

Wiederhole diese Übung so lange, bis du das Gefühl hast, heute ist mir einiges klar geworden, und du ein Gefühl der Erleichterung spürst.

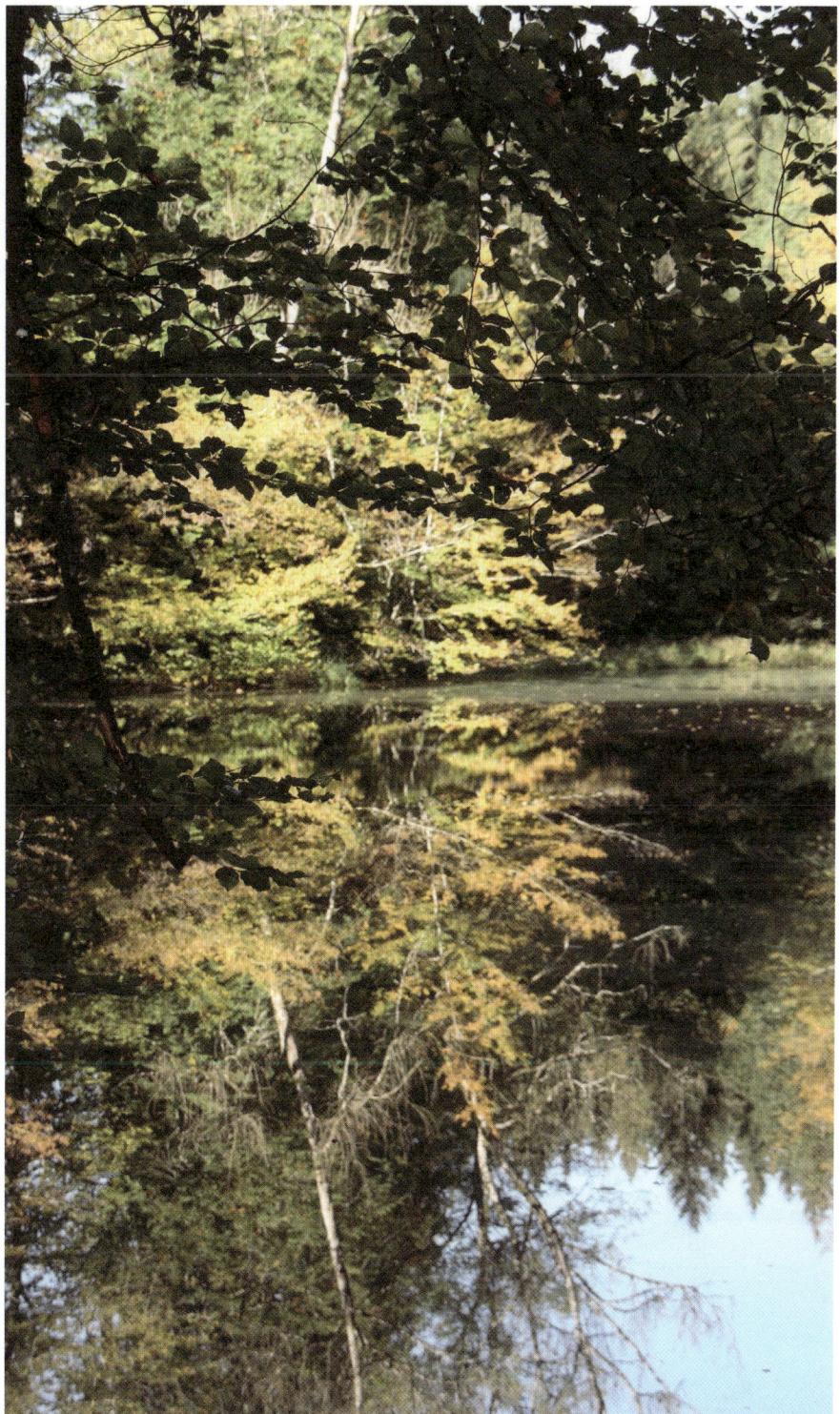

Das Getriebensein, Burn-out, die innere Leere oder sich nicht mehr zu spüren, sind Massenphänomene der heutigen Zeit.

Es kann dem durch gezielte _Entschleunigung_, bewusstes Leben und Arbeiten im _Hier und Jetzt_ in einem gesunden Umfeld entgegengetreten werden. Auch die Ernährung spielt hier eine wichtige Rolle!

Wichtig sind auch Verzicht und bewusste Einschränkungen verschiedener Gewohnheiten und Muster:
Dazu zählen die übermäßige Nutzung von Internet und Mobiltelefonen, so wie Süchte nach Süßem, Alkohol oder Ähnlichem.

Die Heilung all deiner Probleme ist klarerweise nicht mit einem Spaziergang im Wald abgetan.

Nimm dir Zeit, fühle und beobachte dich und deine Umgebung.

Nutze die verschiedenen Eigenschaften der Bäume und Pflanzen, sie helfen dir dabei mehr, als du glaubst.

Mache deine eigenen Erfahrungen ohne Druck.

In der Ruhe liegt die Kraft.

Durch die verschiedenen Arbeiten, Übungen und Meditationen im Wald mit den Bäumen werden deine Wahrnehmungen mit der Zeit immer stärker und konkreter.

Sie helfen dir, selbst zum Baum oder ein Teil des Waldes zu werden und somit die Informationen, die du brauchst, durch die Kommunikation mit deinem unmittelbaren Gegenüber zu erhalten.

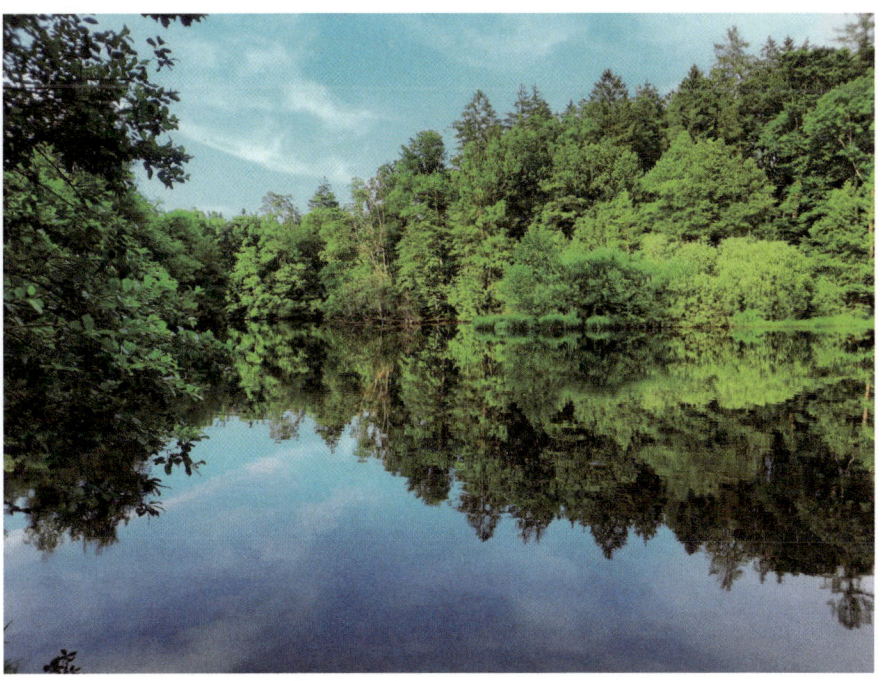

Fühlen und _eins werden_ sowie _beobachten, was kommt,_ darum geht es in der folgenden Meditation, die dir helfen soll, dich bei diesen Wahrnehmungen zu unterstützen.

Gleichzeitig soll sie dir deinen inneren Baum aufzeigen, der dir möglicherweise einiges zu sagen hat. Wenn du diesen Zugang gefunden hast, werden die meisten der Übungen in diesem Buch einfacher und leichter.

MEDITATION

MEIN INNERER BAUM

Suche dir einen ruhigen Platz im Wald oder bei dir im Garten, einen Ort der Ruhe und Entspannung.

- Beginne dich in Gedanken zu verwurzeln mit Mutter Erde und atme dabei tief und regelmäßig.
- Atme bewusst und lass all das Schwere, all deine Gedanken los.
- Übergib sie Mutter Erde!
- Atme und beginne deinem Atem in dein Inneres zu folgen.
- Spüre den Raum in dir. Es gibt nichts mehr zu tun, nur zu sein!
- Atme und fühle deine Präsenz.

Stell dir nun vor, du bist auf einer schönen hellen Waldlichtung, einem Platz der Ruhe.

- Bitte nun deine geistige Führung dir den Zugang zu zeigen, der dich in jene Welt führt, in der du deinem inneren Baum begegnen kannst.
- Vielleicht ist es eine Höhle im Wald, ein Erdloch, eine Stelle in einem Baum oder ein sonstiges Portal, über das du in diese Welt eintreten kannst.
- Nimm einen tiefen Atemzug, sieh dich um und geh einfach durch.
- Nimm nun wahr, was ist.

Bitte und rufe den Geist deines inneren Baumes.
- Es ist jener Baum, der dir Gesundheit schenkt. Er möchte geachtet und gepflegt werden. Er ist auch dein Spiegel.
- Bitte aus ganzem Herzen, dem Geist deines inneren Baumes begegnen zu dürfen. Bitte ihn, dass er dir diesen Baum zeigt.
- Lass dich von ihm führen.
- Nimm wahr, was kommt, begrüße den Geist deines Baumes.
- Nimm ihn an.
- Folge ihm und achte darauf, ob du ein Bild oder eine Information bekommst, die dir deinen Baum zeigt.
- Es kann ein völlig unbekannter Baum sein.
- Lass die Bilder zu und beobachte ihn. Begrüße ihn.
- Bitte ihn, dir etwas über sich zu erzählen.
Beobachte seine Wurzeln. *Sind sie stark? Sind sie tief in Mutter Erde verwurzelt? Hat er viele abgestorbene Wurzeln? Nagt vielleicht ein Tier an seinen Wurzeln? Bildet er gerade frische, neue Wurzeln?* Vielleicht ist dort ein Boden, auf dem er gar nicht wachsen kann.

Folge deiner Aufmerksamkeit nach oben und beobachte den Stamm. *Ist es ein kräftiger Stamm oder ein kleines Bäumchen, das kaum Luft zum Atmen und wenig Licht hat? Hat der Baum viele Verletzungen oder ist er stark wie eine gesunde Eiche?*

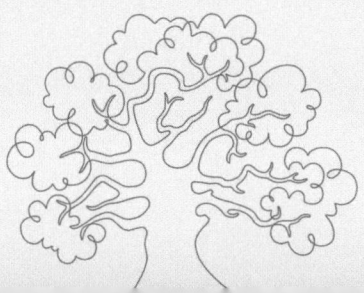

› Beobachte die Krone des Baumes. *Ist sie ausgebreitet und vital? Wie sind seine Blätter oder Nadeln? Sind sie saftig grün oder kahl und ohne Farbe?*

› Frag den Baum, wie es ihm geht. *Was kann er dir erzählen? Was tut ihm gut? Was wünscht er sich am meisten? Wie kannst du ihm am besten helfen?*

› Nimm wahr, was er braucht, um wieder stabil, gesund und vital zu sein!

› Vielleicht zeigt dir der Baum auch seine Gefühle und lässt dich an seiner Gefühlswelt teilhaben. Fühle dich hinein. Vielleicht braucht er einfach etwas Liebe und Aufmerksamkeit.

› Schenk sie ihm, wenn er das möchte.

› Öffne dein Herz, lass die Liebe zu dem Baum fließen.

› Öffne nun dein Herz und bitte den Baum, dass du dich mit ihm verbinden darfst. Geh tiefer und tiefer.

› Werde zu diesem Baum, werdet eins.

Fühle nun, was hat der Baum mit dir gemeinsam?

› *Gibt es Probleme im Bereich eurer Wurzeln, eures Stammes, eurer Krone, eurer Blätter? Was unterscheidet euch? Was könnt ihr einander geben, um heil zu werden?*

› Vielleicht hilft dir der Baum deine Wurzeln zu finden oder zu festigen. Versuche die Verbindung zu Mutter Erde zu vertiefen und deiner Krone mehr Raum zu geben.

› Bitte um die heilenden Essenzen des Baumes, die dir im Augenblick helfen können.

› Frage den Baum, was dir am Herzen liegt. Spüre die Antwort in dir. Du bist durch deinen inneren Baum nun mit allem was ist verbunden.
› Nimm an, was dir der Baum geben und sagen kann. Beobachte, was dir noch fehlt.
› Beobachte und frage ihn nochmals, was du für ihn tun kannst.
› Hilf ihm dabei, heil zu werden.

Bitte deine geistige Führung und den Geist des Baumes um Hilfe für dich und deinen inneren Baum.

› Spüre die hilfreichen Energien und nimm sie dankbar an. Gib sie weiter, wenn dein Baum sie benötigt.
› Spüre, wie deine Wurzeln wachsen.
› Freue dich, wenn die Wunden an deiner Rinde geheilt werden, dein Stamm stärker und kräftiger wird.
› Genieße es, wenn deine Krone mehr Raum und Licht bekommt.
› Freue dich, wenn deine Blätter sprießen, wenn Vitalität und Lebenskraft durch dich hindurch strömen.
› Nimm auch die positiven Eigenschaften des Baumes auf, wie Geduld, Stabilität, Gelassenheit!
› Fühle nochmals in dich und den Baum. *Gibt es noch etwas, das euch fehlt?*
› Nimm dir Zeit, die du mit deinem Baum verbringen kannst.
› Genieße es, lass deine Herzensenergie durch den Baum fließen.

MEDITATION

> Wenn du das Gefühl hast, dass ihr heute genug füreinander getan habt, dann verabschiede dich liebevoll und bedanke dich bei deinem Baum.

> Kehr nun langsam wieder in deine Welt zurück, auf deinen Platz im Wald, wo du in diese Welt eingestiegen bist.

> Nimm ein paar kräftige Atemzüge, bewege dich langsam wieder, öffne deine Augen und komm ins Hier und Jetzt zurück.

Du kannst die Eindrücke und Informationen anschließend niederschreiben, wenn sie für dich wichtig und hilfreich waren. Vielleicht hat dir der Baum aufgezeigt, was dir fehlt.

Jede neue Begegnung bringt dir neue Erkenntnisse.

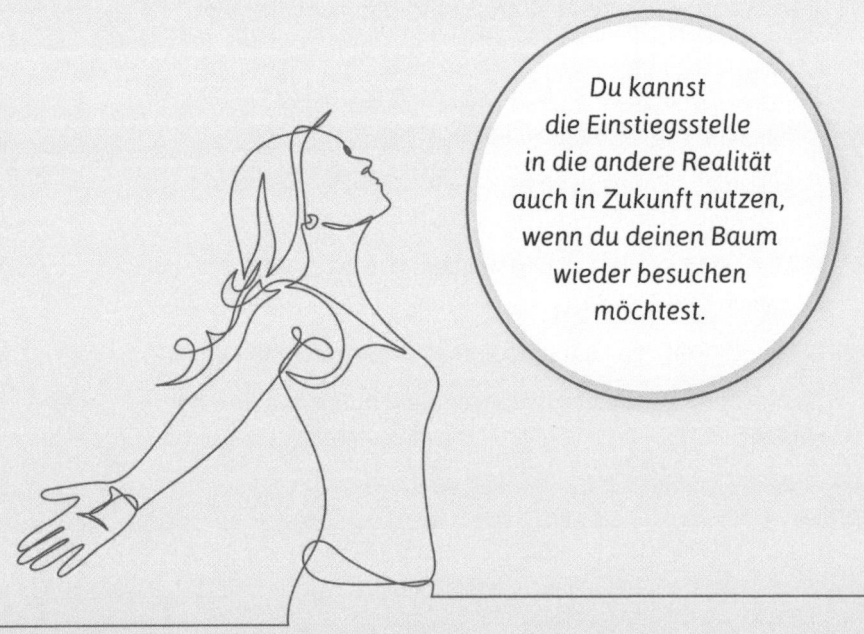

Du kannst die Einstiegsstelle in die andere Realität auch in Zukunft nutzen, wenn du deinen Baum wieder besuchen möchtest.

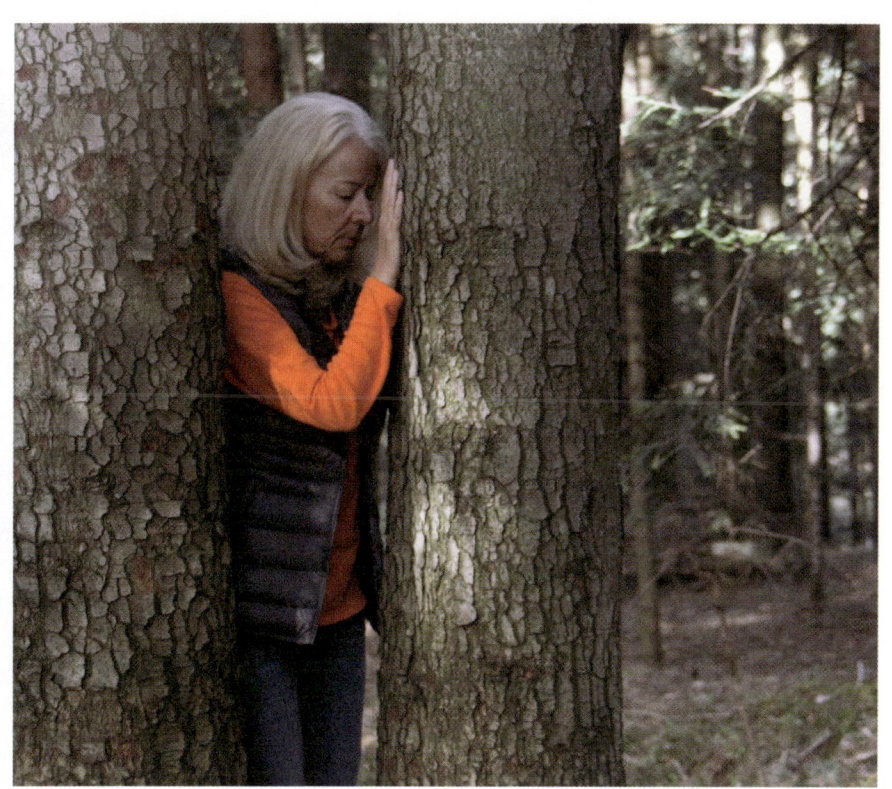

Antworten über dich und dein Leben in der Verbindung mit Bäumen

Wenn du aktuelle Fragen über dich und dein Leben hast, ist es hilfreich, dich über dein Herz mit speziellen Bäumen zu verbinden. Nutze dabei die Stille und die hilfreichen Informationen der Bäume. Versuche jedoch immer die richtigen Fragen zu stellen, dann bekommst du die richtige Antwort.

Die Fragen sollten konkret und gezielt sein.

Lass die Antworten einfach zu!

ÜBUNG

FRAGEN AN EINEN BAUM

Es ist dies eine hilfreiche, meditative Übung.

Suche dir einen lichtvollen Ort im Wald, setz dich unter einen Baum oder verbinde dich mit diesem Baum, deinem Baum der Erkenntnis.

› Überlege dir zuerst die Frage, die du beantwortet haben möchtest. Formuliere sie kurz und klar. Bitte um die bestmögliche Antwort, in Klarheit, frei von Manipulation, vor allem frei von der eigenen Manipulation.

› Gib dir Zeit, versuche die Antwort aus deinem Inneren zu erfahren. Bitte deinen Baum dir bei der Antwort behilflich zu sein.

› Kommen Bilder oder Informationen, so nimm sie an. Spür in dich hinein, ob sie für dich stimmig sind. Schreib sie auf. Es sind oft nur kurze Sequenzen, die dir die richtige Antwort und Klarheit bringen.

Bedanke dich anschließend bei deinem Baum für diese Informationen.

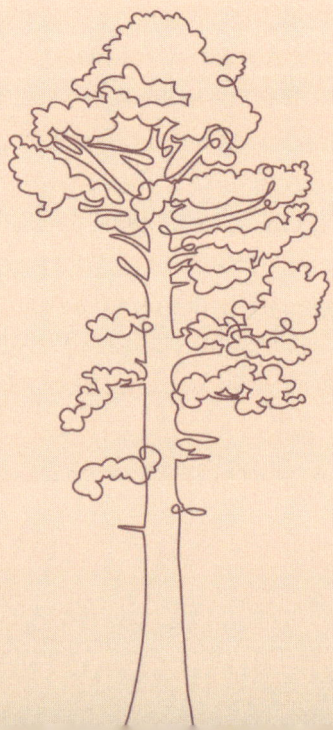

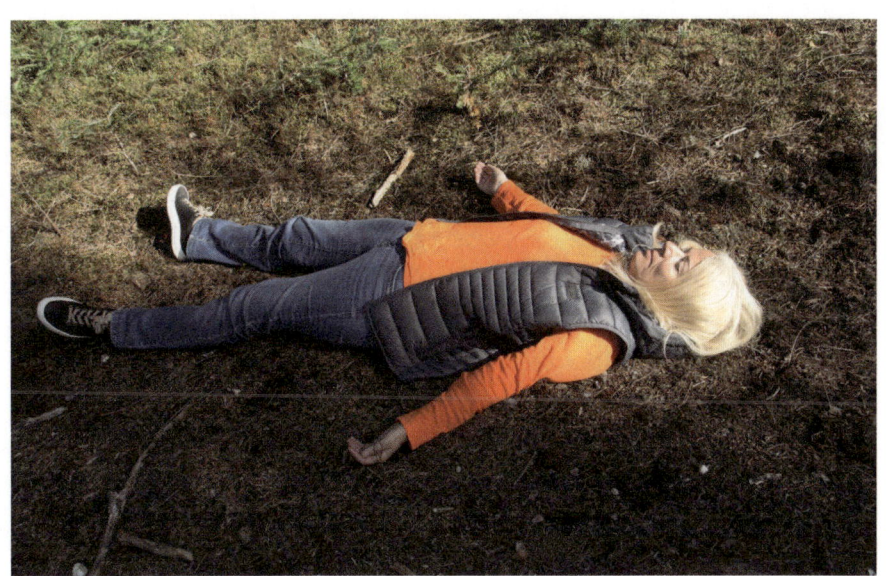

Waldtherapie „Unser menschliches Energiesystem"

Unser Energiesystem besteht aus unserer Aura, den Chakren, den Meridianen, den Akupunkturpunkten sowie den Reflexzonen.

In der Kommunikation zwischen Mensch, Baum und dem Wald spielen für mich die <u>Chakren</u> eine sehr wichtige Rolle.

Neben unseren allgemein bekannten Sinnen wie Riechen, Hören und Sehen, über die wir verschiedene Reize, Stoffe und Informationen des Waldes aufnehmen, sind die Chakren für folgende Vorgänge zuständig:

Sie sind verantwortlich für die Energie- und Informationsversorgung unseres feinstofflichen Körpers sowie der Organe im feinstofflichen energetischen Bereich. Sie kommunizieren in Wechselwirkung mit unserem endokrinen System.

Die vielen Botenstoffe und Informationen der Bäume, der Pflanzen sowie das komplexe System des Waldes wirken über unsere Chakren, unseren Energiekörper heilend auf unseren physischen Körper und unsere Psyche.

Ich gehe sogar so weit zu behaupten, dass Waldbaden der zweiten und dritten Ebene den Alterungsprozess verlangsamen kann. Wissenschaftliche Studien in Asien und Amerika beweisen, dass Achtsamkeitsübungen und Meditationen einen direkten Einfluss auf jene Regionen in unseren Zellen haben, die für unseren Alterungsprozess zuständig sind. Dieser Alterungsprozess wird durch regelmäßige Achtsamkeitsübungen verlangsamt. Diese Übungen sind besonders wirksam, wenn sie in der Natur, im Wald durchgeführt werden.

Waldtherapie der zweiten und dritten Ebene ist eine bewusste Übung, in der durch Achtsamkeit und bewusste Kommunikation mit allen Zellen, Organen, Systemen über den feinstofflichen Körper im Wald Heilung geschieht. Man öffnet sozusagen seine eigene innere Apotheke und führt diese heilenden Informationen in jene Regionen des Körpers, wo sie benötigt werden.

„Die Energie folgt der Aufmerksamkeit!"

Ein Beispiel für Fortgeschrittene, welches dies veranschaulichen soll, ist folgende Übung:
  Es ist dies eine Kombination des Waldbadens der zweiten und dritten Ebene.

ACHTSAMKEIT UND HEILUNG DURCH EINEN BAUM

ÜBUNG

Nachdem du einen geeigneten Platz sowie einen geeigneten Baum für dein Vorhaben gefunden hast, bitte deine geistige Führung um Heilung in jenem Bereich deines Körpers, welcher der Heilung bedarf.

Ist meine Absicht z. B.: *Heilung im Bereich meines Herzens*, so suche ich mir die Verbindung mit Bäumen, die mir beim Thema *Herz* (Linde, Birke, Weißdorn) hilfreich sind.

› Gehe nun mit deiner Aufmerksamkeit in Verbindung mit deinem Atem und in Verbindung mit der heilenden Baumenergie in deinen Körper.

› Durchflute all deine Zellen, vor allem jene, die der Heilung bedürfen, mit den heilenden Energien des Baumes, unterstützt durch Licht und deinen Atem. Stell dir vor, wie all deine Zellen von Licht und den heilenden Informationen des Baumes durchflutet werden.

› Lass den Vorgang andauern, so lange bis du das Gefühl hast, dass diese Regionen, die Organe und die besagten Stellen deines Körpers sich lichtvoll und positiv anfühlen. Visualisiere dir dieses Bild und wiederhole diesen Vorgang, sooft du möchtest.

› Lass die positiven Energien des Baumes in all deine Zellen fließen.

Die vielen Botenstoffe, Informationen und unsere Absicht lösen viele Reaktionen und Vorgänge in unserem Körper aus, unterstützt durch die Atmung und die heilende Wirkung des Waldes.

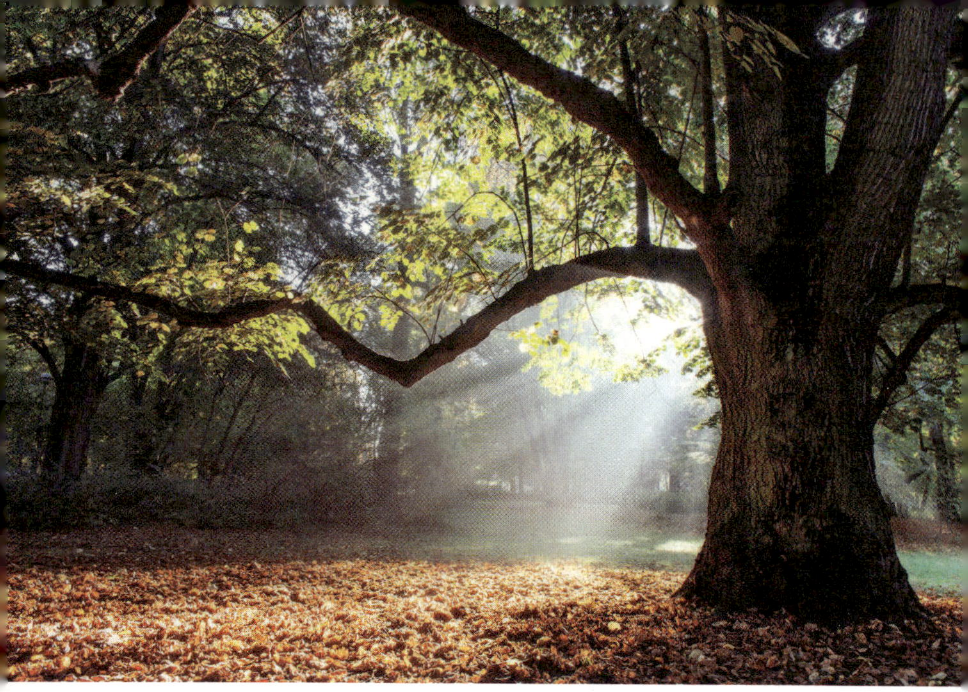

6. SCHRITT

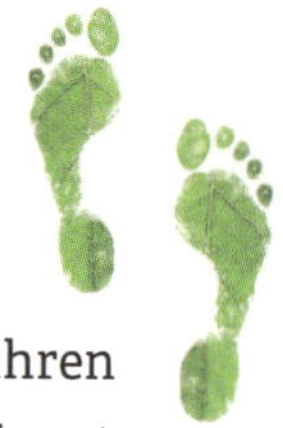

BÄUME, MÄCHTIGE WESEN, TRÄGER HEILENDER INFORMATIONEN, MITTLER ZWISCHEN DEN WELTEN

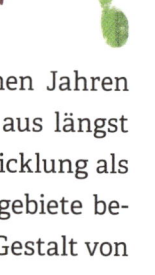

Bäume existieren schon seit über 300 Millionen Jahren auf unserer Erde. Sie speichern Erfahrungen aus längst vergangenen Zeiten. Von Anbeginn ihrer Entwicklung als Farne und Schachtelhalme, welche die Feuchtgebiete besiedelten, über die ersten Vertreter an Land, in Gestalt von Nadel- und Ginkgobäumen, bis zu den Vertretern unserer Laubbäume vor ca. 130 Millionen Jahren. Sie alle existierten schon lange vor uns Menschen.

Bäume speichern die Urkraft, die Urinformation von Mutter Erde in Form von Lichtinformationen (Lichtquanten). Sie sind Helfer, Wegweiser und Begleiter für uns Menschen.

Wir dürfen diese Informationen nutzen für unsere Gesundheit, zu unserem Wohle und zum Wohle aller.

*Sei wie die Bäume,
sie sind die Botschafter des Lichts*

*Sei die Buche,
bringe Klarheit unter die Menschen*

*Sei die Erle,
bringe Weisheit auf die Erde*

*Sei der Ahorn,
verbreite Lebensfreude*

*Sei die Birke,
hilf den Menschen ihr Herz zu öffnen*

*Sei die Eibe,
unterstütze den Prozess der Transformation*

*Zusammen sind wir wie der Wald,
eine Gemeinschaft positiver lichtvoller Energien*

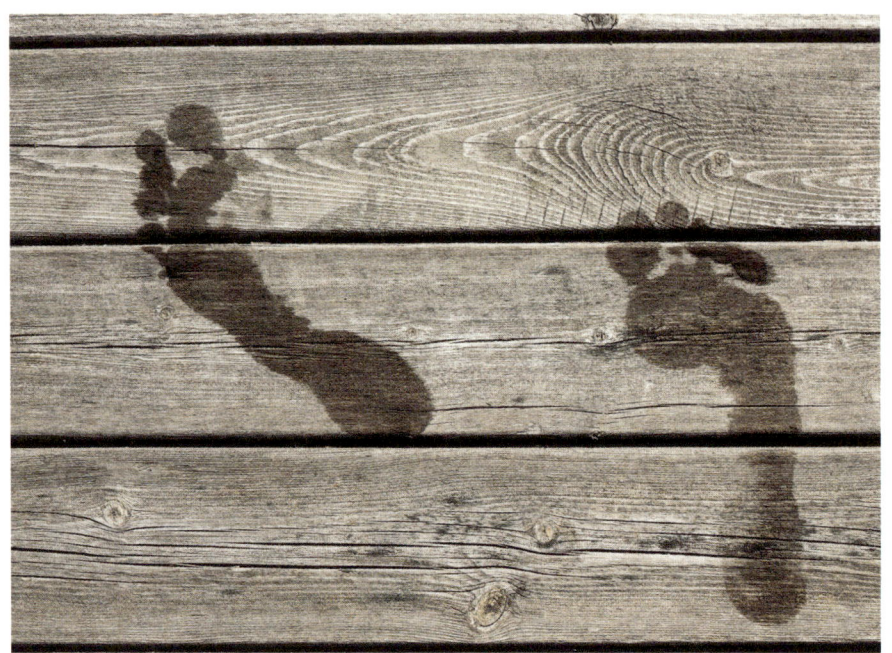

Holz – ein natürlicher Rohstoff mit den positiven Informationen der Bäume

Eigenschaften, wie die gesundheitsfördernden Wirkungen der Bäume auf uns Menschen, sind meiner Ansicht auch im verarbeiteten Holz der Bäume vorhanden. Hierzu gibt es kaum wissenschaftliche Studien.

Wenn wir uns mit dem natürlichen Material Holz in unserem Wohnbereich umgeben, steigt der _Wohlfühlfaktor_ für die Bewohner deutlich. Intuitiv fühlen wir uns in dieser Umgebung wohl, was sich auch positiv auf unsere Psyche auswirkt. Weiters gibt es mittlerweile Studien aus Japan und Amerika, die belegen, dass der _Regenerationsprozess_ von Patienten, die in Räumen mit Holz leben oder Ausblick auf die Natur haben, wesentlich schneller vonstatten geht.

Wir reagieren mit positiven und beruhigenden Emotionen, wenn wir Bäume und Baumgruppen erblicken. Ob die Ursache rein psychischer Natur ist, sei dahingestellt, wichtig ist die Tatsache des Wohlfühlens und der positiven Reaktionen unseres Immunsystems auf diese Umgebung. Der Faktor _Wohlfühlen_ ist zwar kein wissenschaftlich relevanter Begriff, für uns Menschen jedoch ein sehr wesentlicher. Ich bin überzeugt, dass wir den Zugang zu den positiven Eigenschaften des Holzes nicht nur über unseren Verstand, sondern auch über unsere Sinne, als sogenanntes Wohlfühlerlebnis beurteilen sollten. *Fühle dich wohl mit Holz*, wäre ein solcher Ansatz.

Die Energien des Holzes in unseren Wohnräumen spüren und die verschiedenen positiven Eigenschaften dieses Naturproduktes auf unser Wohlbefinden wirken lassen ist ein wichtiger Trend, der gerade den Bedürfnissen der heutigen Zeit nach Natürlichkeit und Einfachheit entspricht.

Meine Meinung ist, dass nicht nur Bäume, sondern auch der Rohstoff Holz natürliche Informationen speichert, die für viele Menschen deutlich wahrnehmbar und fühlbar sind. Fühle selbst, merke den Unterschied nach einem Aufenthalt in einem Holzhaus oder Wohnraum mit natürlichem Holz, im Gegensatz zu einem Aufenthalt in einem Raum mit künstlichen Materialien. Spezielle Eigenschaften wie die beruhigende Wirkung der _Zirbe_ für Schlafzimmer, die kräftigende Wirkung der _Eiche_ im Arbeits- und Wohnbereich oder die stimmungsaufhellende Wirkung des _Ahorns_ im Freizeitbereich können wir bewusst nutzen.

Diese Wirkungen sind nicht nur in den Bäumen des Waldes, sondern auch im Naturprodukt Holz zu spüren, wenn wir uns über unsere Sinne darauf einlassen.

Es wäre aber auch sinnvoll und wichtig die Eigenschaften des jeweiligen Holzes auf die eigenen Bedürfnisse abzustimmen, um so ein optimales Ergebnis für die eigene Gesundheit und das Wohlbefinden zu erzielen.

So wäre zum Beispiel die herzfrequenzsenkende Wirkung des Zirbenholzes weniger für Menschen mit Energiemangel und permanenten Müdigkeitserscheinungen zu empfehlen. Hier würde ich eher zur kräftigenden Eiche greifen. So gibt es verschiedene Beispiele, wie wir diese Eigenschaften des Holzes gezielt einsetzen können.

Holz mit allen Sinnen zu genießen und somit den Wald, die Natur in unser Heim zu holen ist eine Möglichkeit, die ich hier aufzeigen möchte.

Holz ist ein lebendes Material, voller Informationen, welches wir nutzen können und sollten.

Unser Lebens- und Wohnraum wird dadurch positiv beeinflusst. Wenn die wirtschaftliche Nutzung unserer Bäume wertschätzend und achtsam erfolgt, dürfen wir die positiven Energien der Bäume, diesen lebenden Rohstoff Holz für unsere Häuser, unsere Wohnräume, für Möbel und sonstige Verwendungsmöglichkeiten nutzen.

Lerne von den Bäumen, von der Natur.

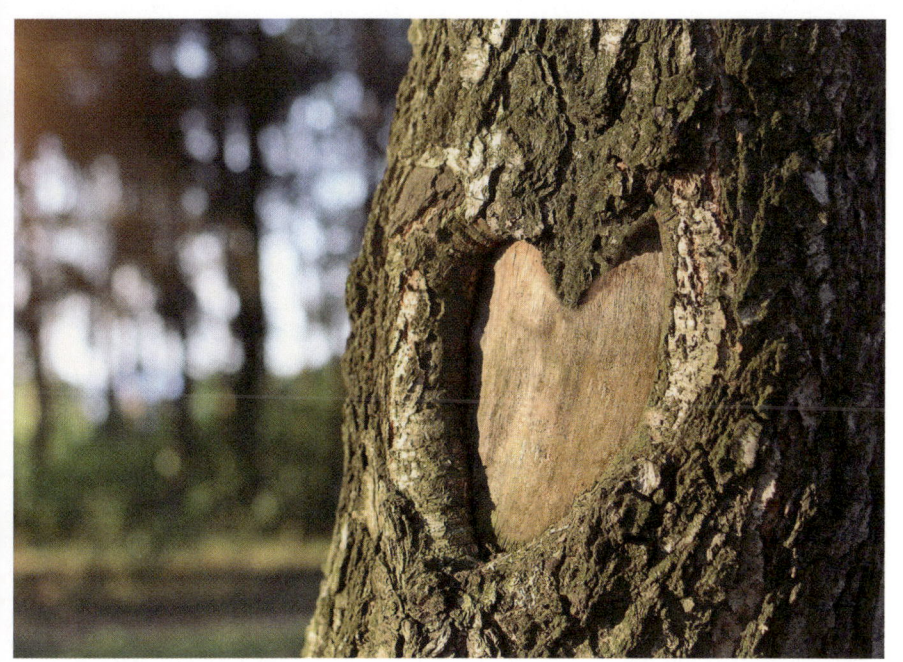

DIE BAUMENERGIEN

Verbinde dich nun mit verschiedenen Baumenergien.

Gib Dankbarkeit, Wertschätzung und Liebe dem Wald und den Bäumen zurück.

Es ist dies ein hilfreicher, energetischer Austausch für die Natur, Mutter Erde, den Wald und uns Menschen. Alles was wir an positiver Energie und Gedanken über unser Herz aussenden, hilft dir und allen Lebewesen, *denn wir sind mit allem verbunden!*

AHORN
Lebensfreude

Der Ahorn wird auch als Baum der Ruhe bezeichnet.

Er hilft dir Stress abzubauen, zur Besinnung zu kommen und aus Sackgassen herauszufinden.

Mit Hilfe des Ahorns kehren Menschen, die etwas Traumatisches erlebt haben, wieder in ihr eigentliches Leben zurück.

Ich verbinde mich mit der Freude und Lebenslust des Ahorns und hole mir meine Tatkraft und Energie in mein Leben zurück!

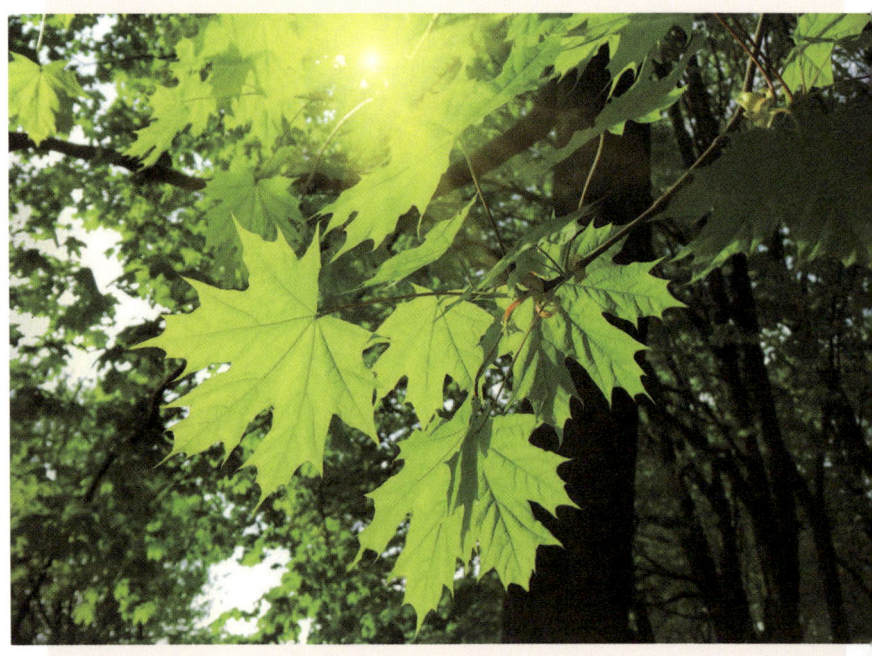

APFELBAUM
Liebe und Fruchtbarkeit

Der Apfelbaum wird auch Baum des Lebens genannt.

Der Apfel schafft einen Ausgleich zwischen Mangel und Überfluss, zwischen *geben* und *nehmen*.

Der Apfelbaum hilft dir Weisheit, Licht und Liebe zu erlangen sowie die Wahrheit zu erkennen.

Ich bin bereit, die Wahrheit zu erkennen und anzuschauen!

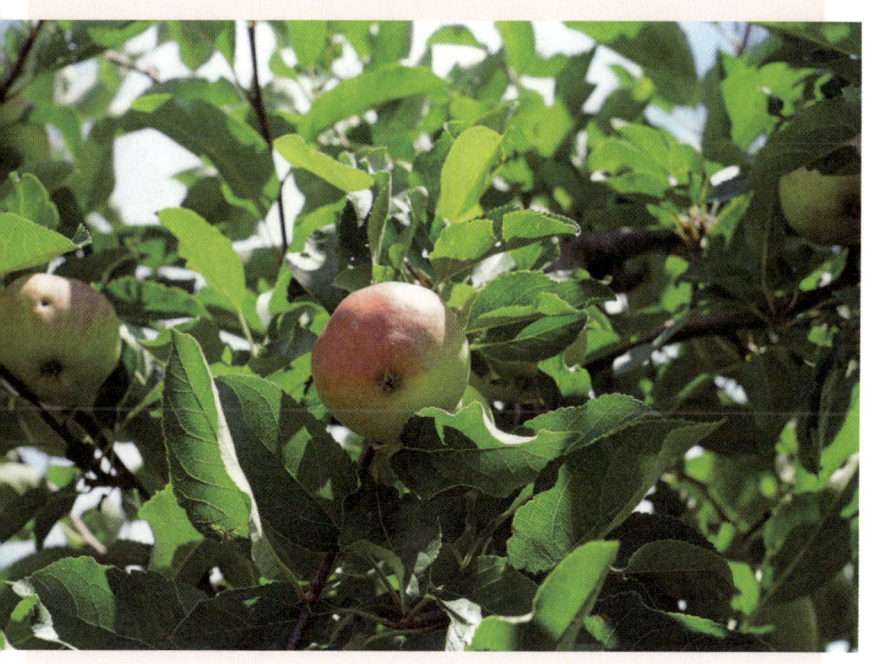

BIRKE
Herzöffner

Die Birke wird auch als Himmelsleiter bezeichnet.

Die Birke hilft dir dein Herz zu öffnen, bei seelischen Verletzungen deine innere Schönheit zu entdecken.

Sie hilft dir beim Umsetzen von Ideen, kreativ und fantasievoll.

Ich kann mich auf mein Gefühl verlassen!

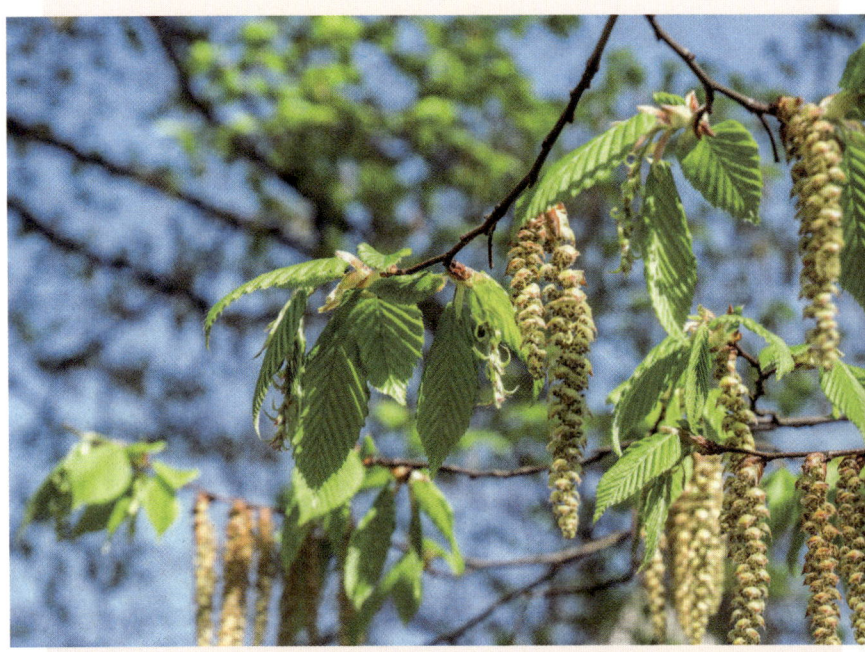

EBERESCHE
Geistiger Schutz

Die Eberesche gilt als heiliger Baum und als Glücksbringer.

Die Eberesche hilft dir deine innere Stimme zu hören. Sie ist hilfreich bei deinen Wahrnehmungen im Bereich der feinstofflichen Welt.

Sie gibt uns Vertrauen, damit wir glücklich leben können, zu unserem Wohle und zum Wohle aller anderen Lebewesen.

Ich verbinde mich tief und fest mit der geistigen Welt!

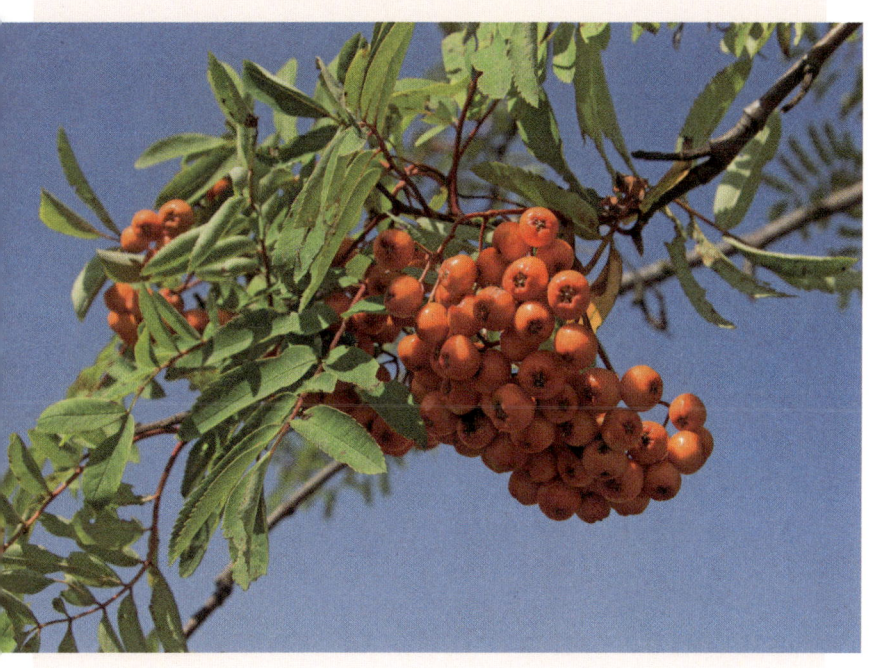

EIBE
Transformation, Symbol des „Dritten Auges"

Die Eibe steht für Transformation an der Grenze, als Brücke zwischen Leben und Tod.

Sie hilft dir deine Schattenseiten zu erkennen und die Sonne in dir zu entdecken.

Dieser Baum ermöglicht dir Wahrnehmungen, die außerhalb unserer Realität liegen.

Ich nehme sowohl meine Schatten als auch meine Sonne in mir dankbar an!

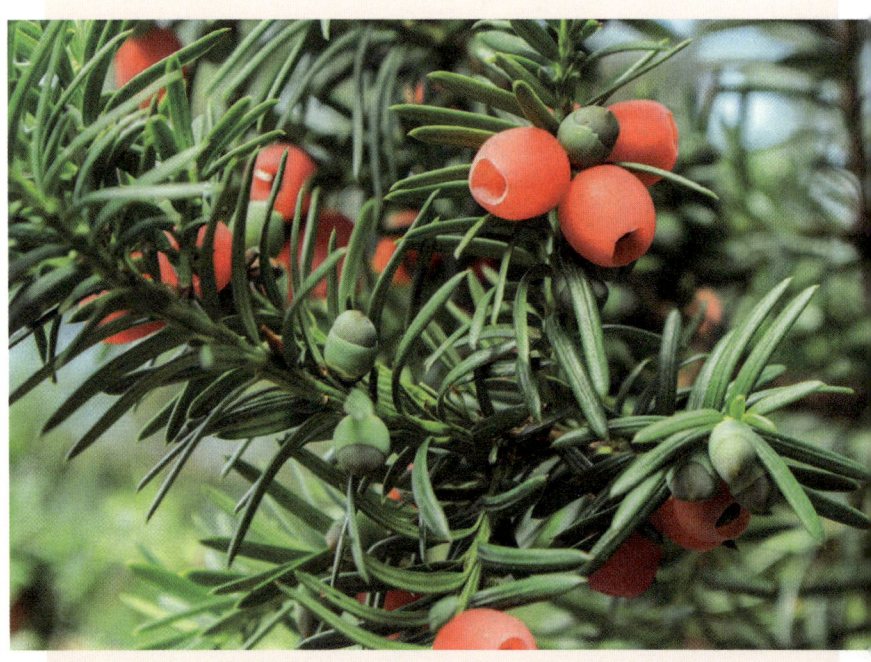

EICHE
Kraftspender

Die Eiche ist das Symbol für Kraft und Stärke.

Sie ist eine Energiequelle für Willens-, Widerstandskraft und Ausdauer. Die Eiche ist hilfreich für mein *„Ich-Bewusstsein"*.

Sie unterstützt mich dabei, meine innere Stärke zu bewahren. Sie hilft uns, Pläne zu verwirklichen.

Ich verbinde mich mit der Kraft und Stärke der Eiche!

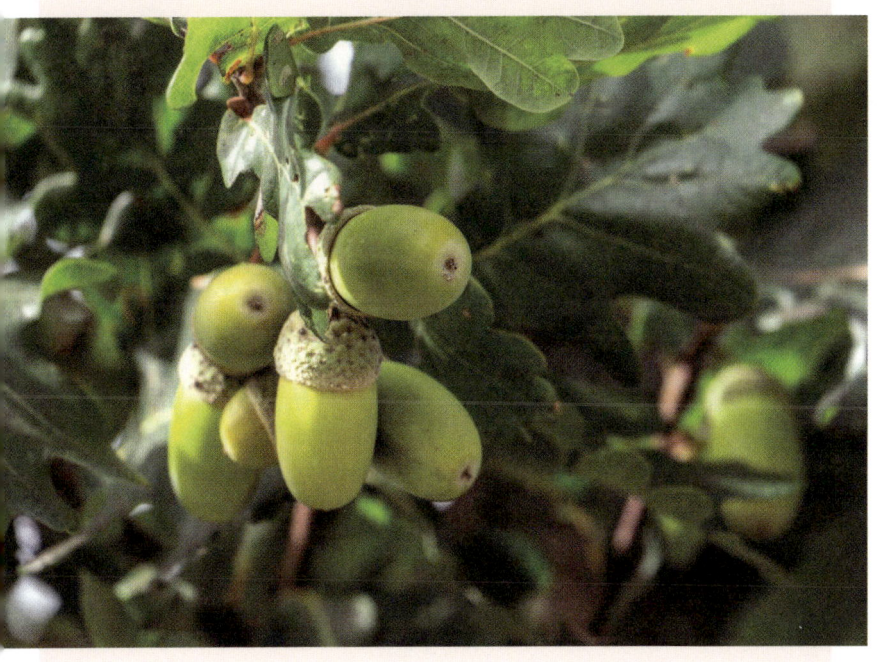

Die Baumenergien

ERLE
Weisheit

Die Erle ist tiefgründig, sie bringt Klarheit und Erkenntnis.

Sie hilft uns, Gegebenheiten so zu nehmen, wie sie sind. Sie führt uns zu einer positiven Lebenseinstellung und zeigt uns einen einfachen Weg, um zum Ziel zu gelangen.

Sei dir bewusst: Alles ist gut, so wie es ist!

Ich verbinde mich mit der Weisheit der Erle und lebe selbstbewusst mein Leben!

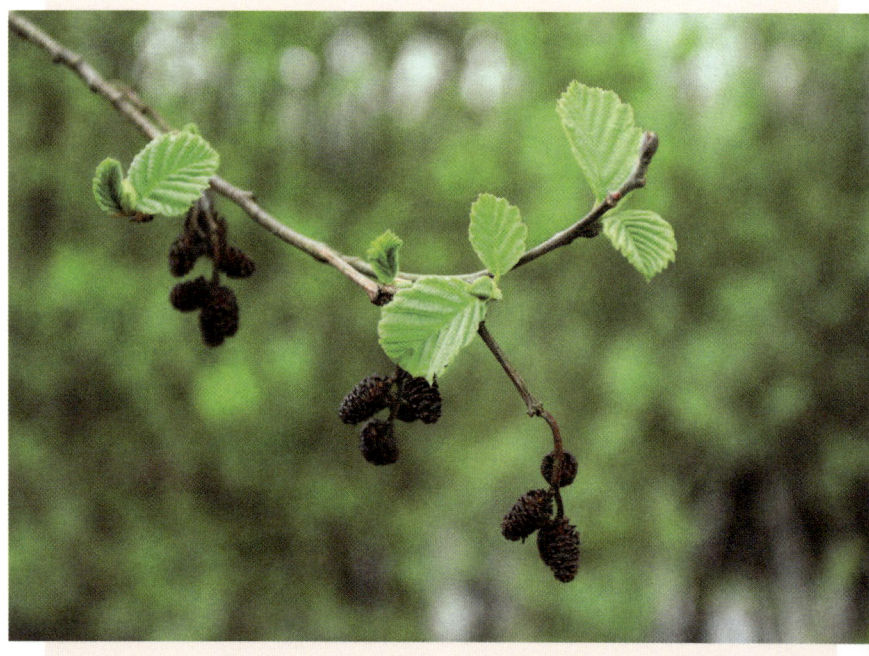

FARN
Schutz

Der Farn steht für glücksbringende Kraft und Reichtum.

Der Farn zieht lichtvolle Energien an, erhellt das Dunkle und vertreibt das Negative. Er schützt dich vor schwarzer Magie und negativen Energien.

Der Farn hat somit eine reinigende Wirkung für Haus und Garten. Aus energetischer Sicht hilft und unterstützt dich der Farn in deinem Wachstum und deiner Entwicklung.

Ich verbinde mich mit den lichtvollen Energien des Farns!

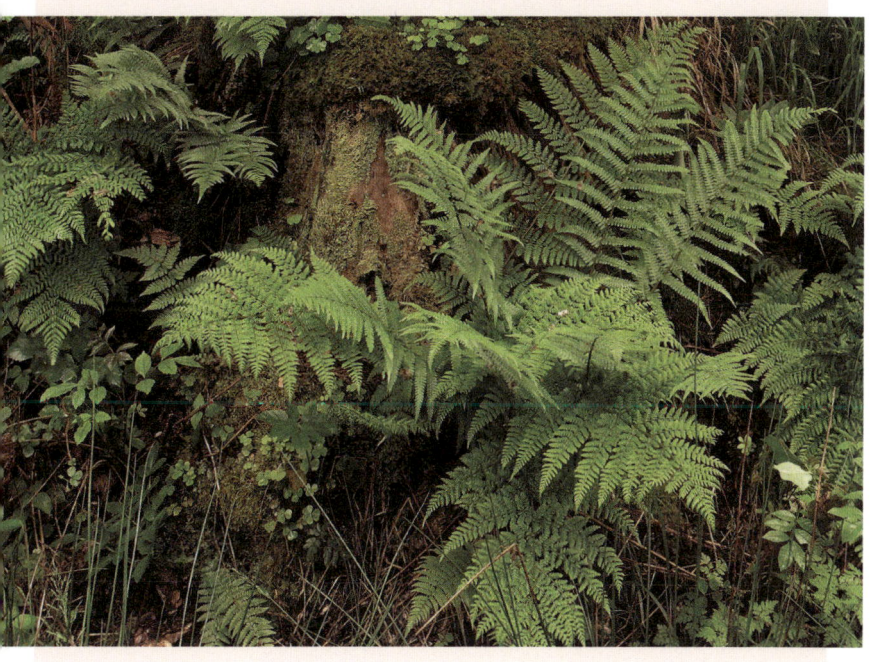

FICHTE
Lichtbringer

Die Fichte zeigt uns, dass wir Liebe im Innen und nicht im Außen suchen müssen.

Sie bringt alte Erinnerungen zum Vorschein, damit sie gelöst werden können, um Platz für Neues zu schaffen.

Für uns Menschen wirkt die Fichte ruhig und verbindend. Die Fichte ist vor allem in der dunklen Jahreszeit ein Lichtbringer. Sie ist hilfreich, um sich abzugrenzen.

Ich bin frei von alten Belastungen!

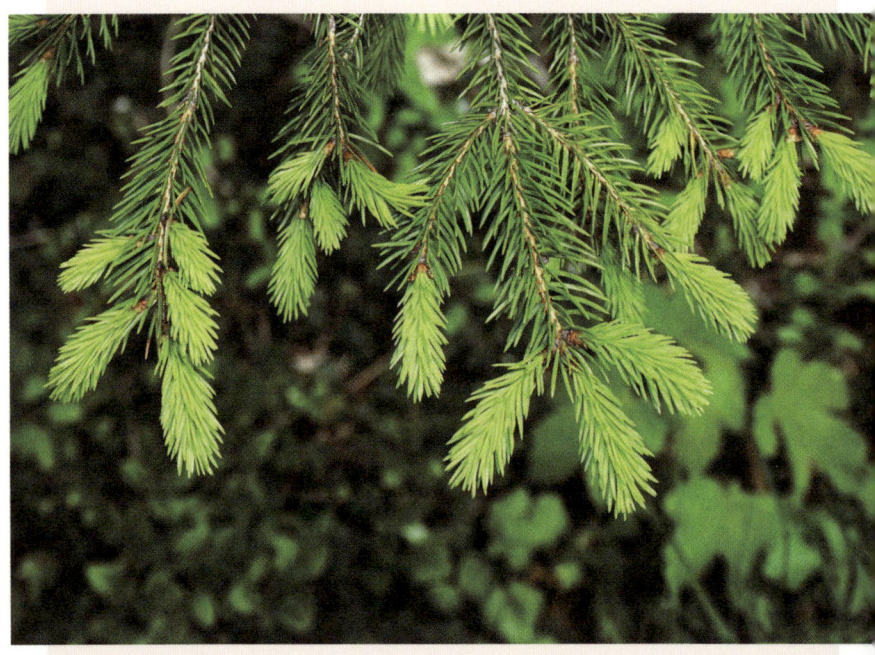

HAINBUCHE
Beschützer

Die Hainbuche steht für Kraft und Stärke und große innere Herzensgüte.

Sie hilft dir mehr Vertrauen und Geborgenheit zu erlangen. Die Energie der Hainbuche wirkt sich sehr positiv für Künstler und kreative Menschen aus.

Ein Stab aus Hainbuchenholz hat eine angenehme Wirkung auf das Raumklima. Sie hilft beim Lernen und Arbeiten.

Ich verbinde mich mit der Herzensgüte der Hainbuche!

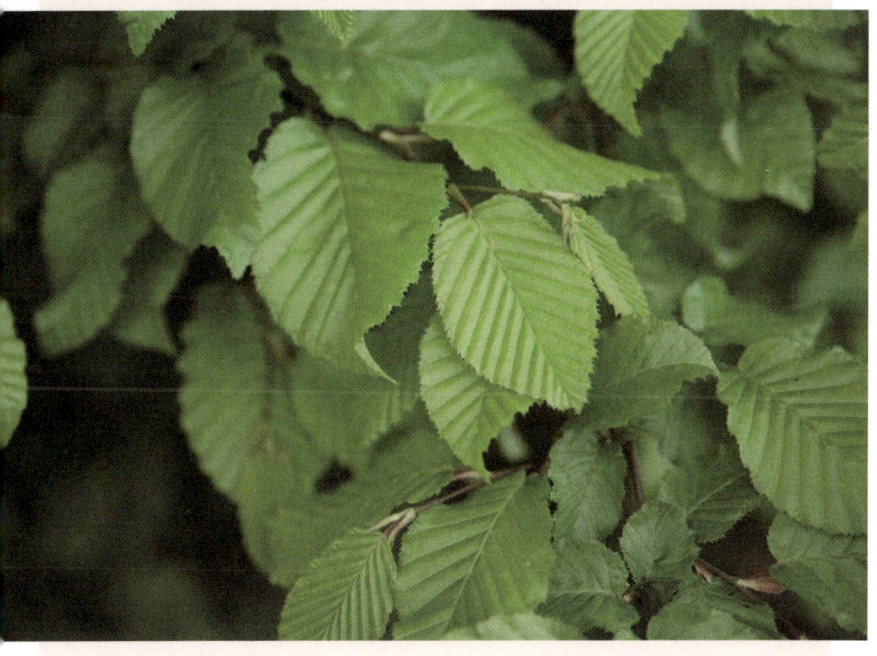

HASELNUSS
Baum des Wissens

Der Haselstrauch ist ein Symbol der weißen Magie und weist uns den Zugang zum Heilen.

Bei Reinigungsritualen ist die Hasel eine kraftvolle Unterstützung. Sie hilft uns in unsere innere Ruhe und Entspannung zu kommen.

Ich gehe meinen eigenen Weg!

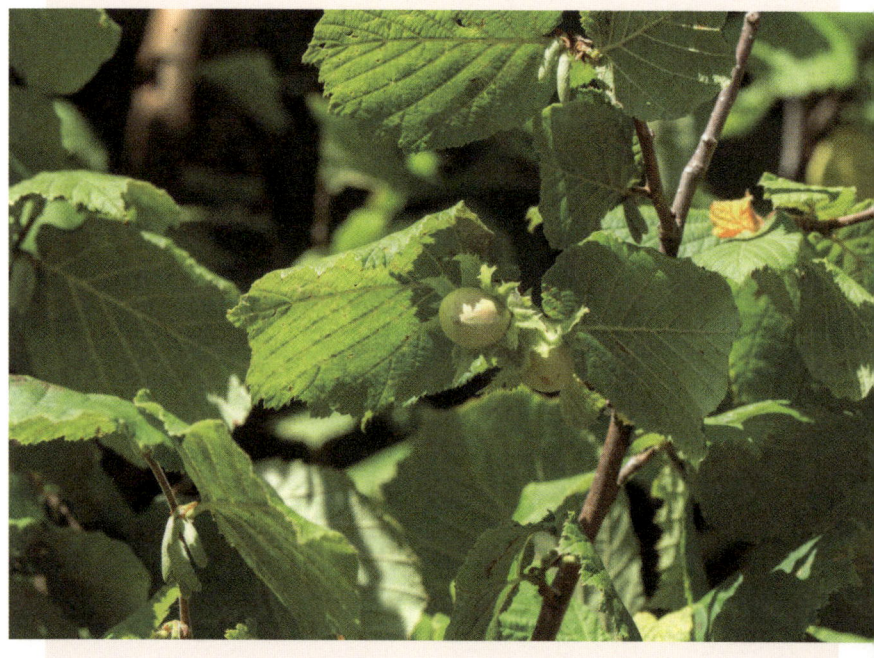

HOLUNDER
Hüterstrauch

Der „Holler" hilft dir deine Verbindung zu Mutter Erde wieder herzustellen und dein Selbstbewusstsein zu stärken.

Der Holunder wirkt als guter Hausgeist, als Beschützer von Haus und Hof.

Er hilft dir, wenn du mit deinen Ahnen in Kontakt treten möchtest. Unter'm *Hollerbusch* sollen sich auch Zwerge und Gnome aufhalten.

Ich stehe zu mir, zu meinem Handeln!
Ich gehe selbstbewusst meinen Weg!

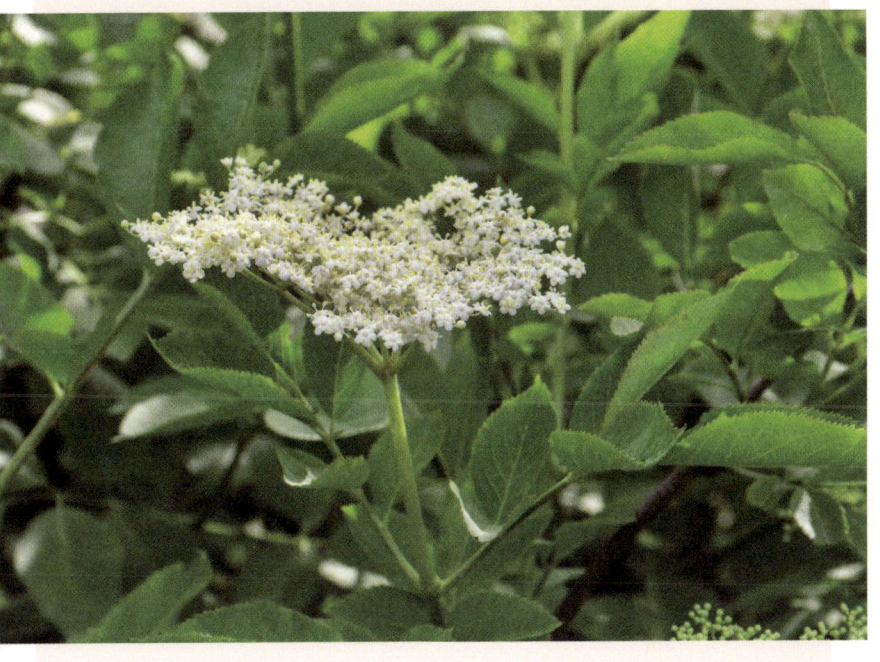

Die Baumenergien

KIEFER
Transformation

Die Kiefer hilft uns Probleme leichter bewältigen zu können.

Sie ist hilfreich dabei, alte, negative Energien zu transformieren.

Sie hilft uns Stimmung und Frequenz unserer Eigenschwingung zu heben. Unser Geist wird rein, klar und frei.

Ich stehe aufrecht, gelassen zu mir und meinem Leben im Hier und Jetzt!

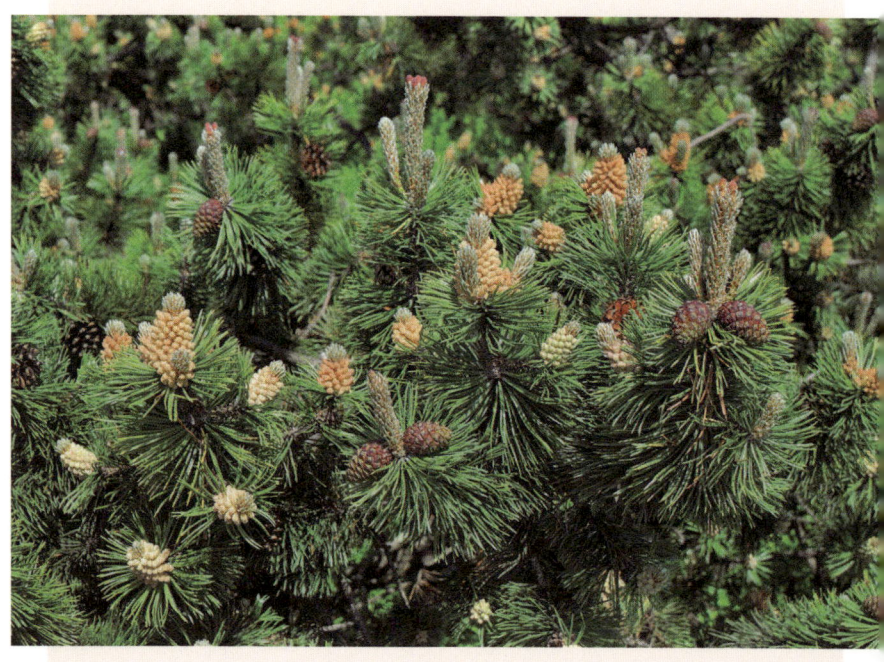

KIRSCHE
Lebenslust, Leichtigkeit und Freude

Die Kirsche hilft dir bei seelischem Druck und Belastungen.

Sie ist hilfreich, wenn du nicht abschalten kannst und überfordert bist.

Sie berührt unser Herz, lehrt uns Lebensfreude, Sinnlichkeit und Liebe. Die Kirsche öffnet den Zugang zur Leichtigkeit im Leben. Das Lebensmotto lautet: *Sorge dich nicht, dann lebst du mit mehr Freude und Leichtigkeit!*

Ich erkenne Freude sowie Leichtigkeit in meinem Leben. Ich bin frei für neue Schritte!

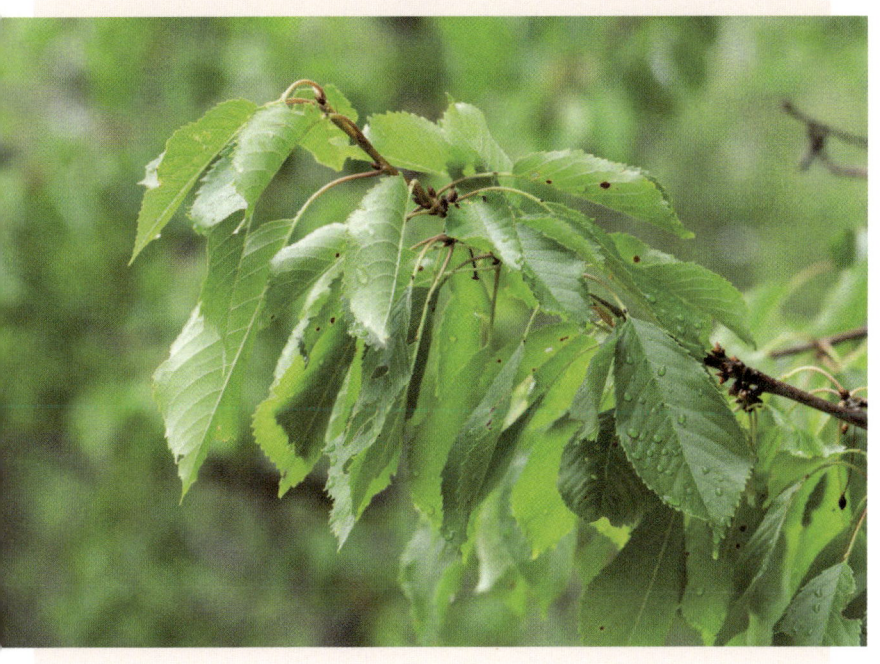

LINDE
Herzensbaum

Die Linde hat eine besänftigende Wirkung, der Duft der Blüten wirkt beruhigend auf nervenschwache oder leicht depressive Menschen.

Sie hilft dir bei Herzensangelegenheiten. Sie ist der Baum, der Menschen vereint.

Zu ihren Eigenschaften zählen Liebe, Vertrauen und innere Verbundenheit.

Ich vertraue auf mich und meine innere Kraft!

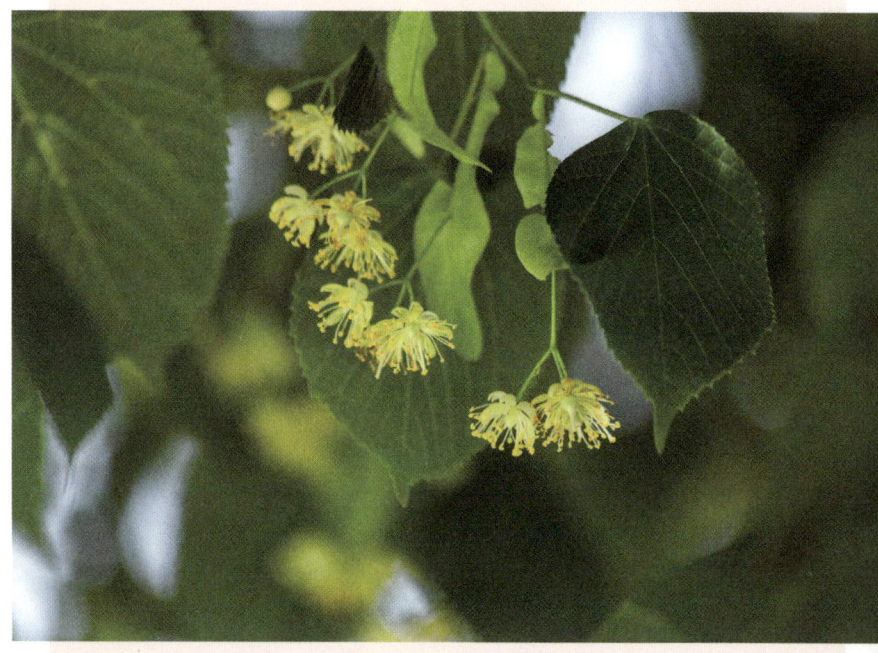

PAPPEL
Stimmen im Wind

Die Pappel steht für Bewegung und Dynamik.

Sie stärkt das Vertrauen in unsere eigene Kraft.

Die Pappel überbringt uns Botschaften durch das Rauschen der Blätter. Sie verwandelt Sorgen und Ängste in Stärke und Zuversicht.

Das Rauschen der Blätter bringt mir meinen Frieden!

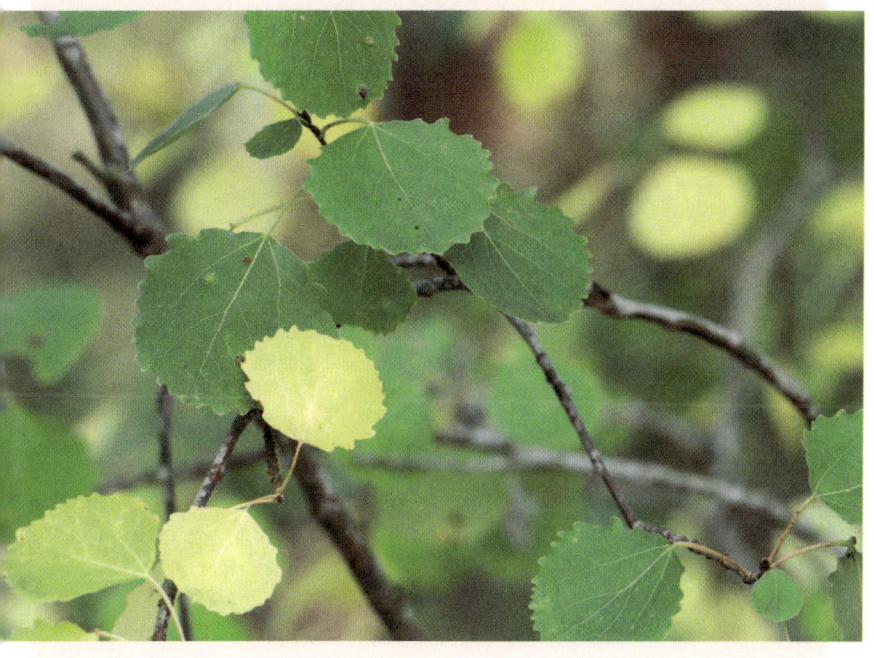

ROSSKASTANIE
"Sein" statt "Schein"

Die Rosskastanie wird auch als Baum der Kommunikation und Freundschaft bezeichnet.

Sie hilft dir wieder in deine natürliche Kraft zu kommen. Sie unterstützt dich bei der Erdung und Verwurzelung.

Sie befreit dich von Manipulation und hilft dir die Wahrheit zu erkennen. Sie bringt dir Gelassenheit. Nimm dein Leben selbst in die Hand und stehe zu deinen Handlungen.

Ich bin fest verankert und trage das Licht in die Welt!

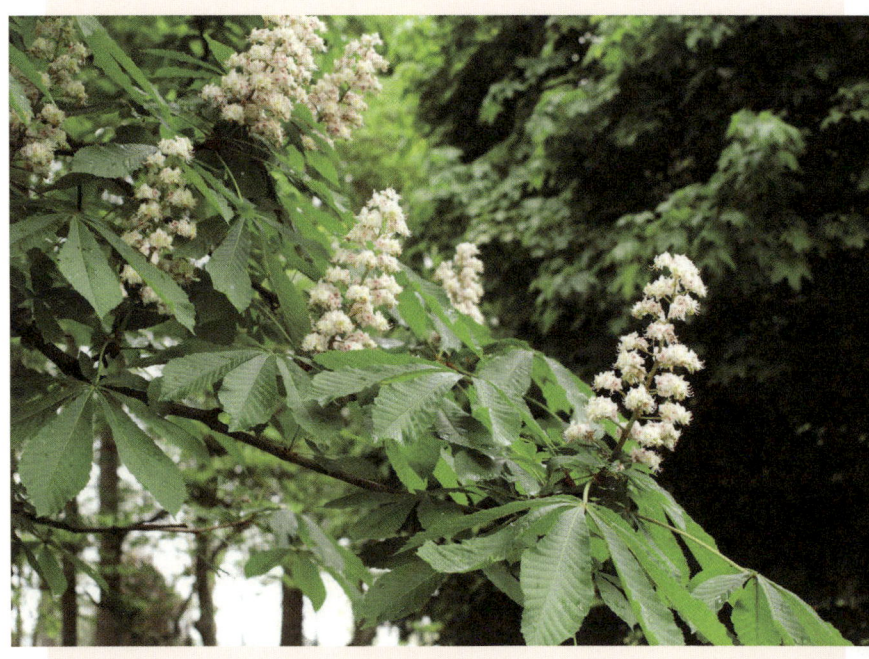

ROTBUCHE
Klarheit

Die Rotbuche schafft Klarheit in allen Bereichen.

Sie ermöglicht uns nach innen zu schauen. Sie hilft uns wieder in unsere eigene Kraft zu kommen.

Die Rotbuche verkörpert die soziale Kompetenz: *Ich sorge mich um die anderen!*

*Jetzt ist die Zeit,
um auf mich selbst zu schauen!*

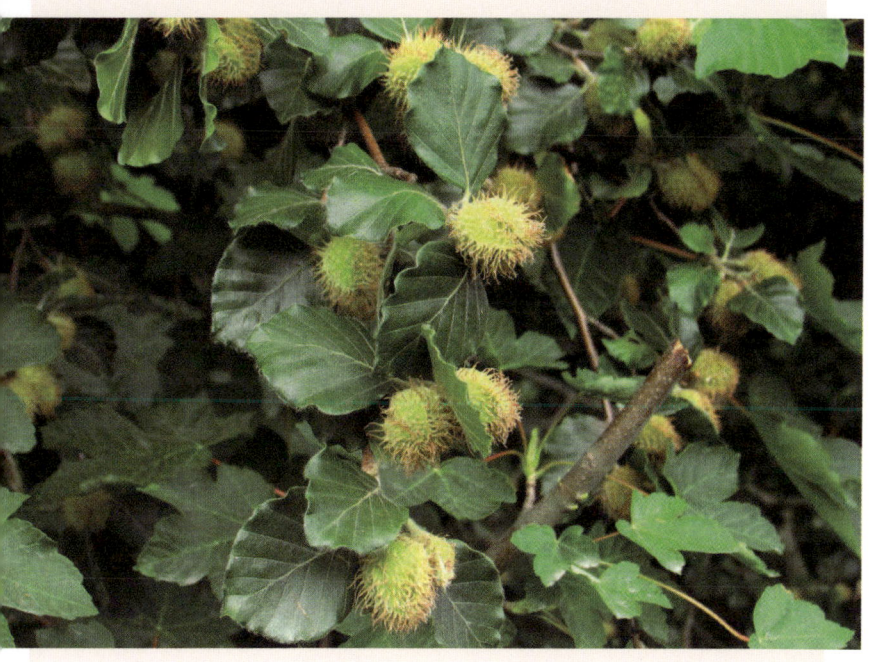

TANNE
Beständigkeit

Die Königin des Waldes lehrt uns, mehr Gelassenheit und Harmonie in unser Leben zu integrieren.

Die Tanne schützt und wärmt dich, sie gibt dir das Gefühl von Geborgenheit. Die Tanne hilft dir deine Eigenschwingung zu erhöhen.

Ich sehe meiner Zukunft mit Freude und Leichtigkeit entgegen!

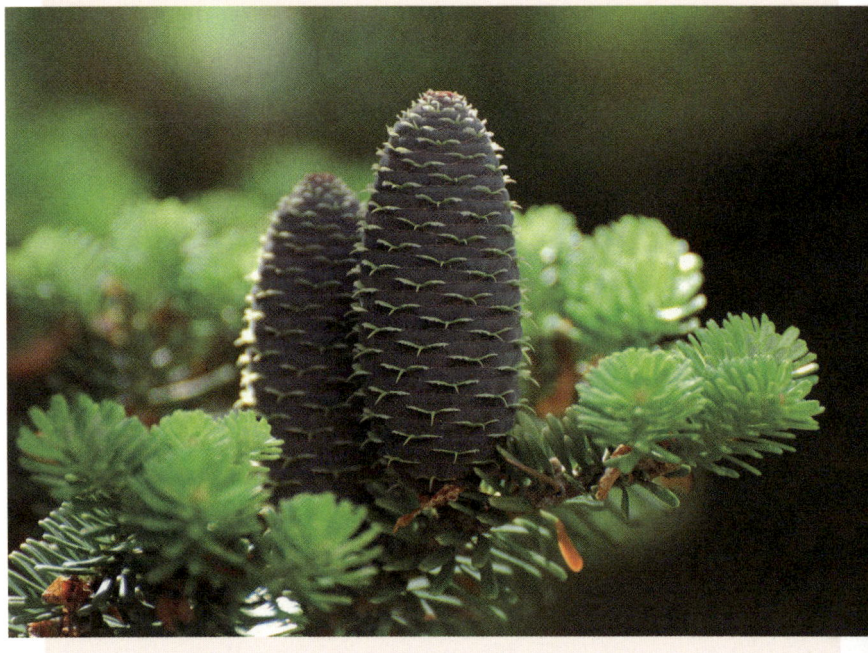

ULME
Kommunikation

Die Ulme wird auch oft als Baum der Wahrheit bezeichnet.

Sie ist ein Kraftbaum für Leib und Seele.

Verbinde dich mit der Leichtigkeit der Ulme, ihrer Klugheit und dem Element Luft. Kommuniziere ehrlich und nimm dir kein Blatt vor den Mund.

Ich genieße die neue Freiheit in mir!

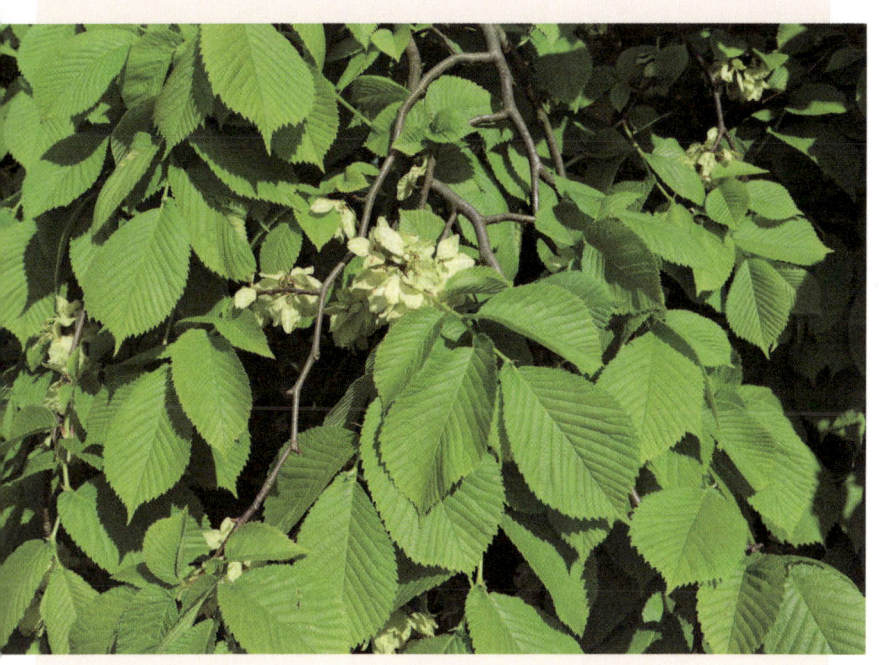

WACHOLDER
Baum des Lebens

Der Wacholderbaum symbolisiert ewiges Leben und Gesundheit, der Wacholderzweig verhindert schnelles Ermüden.

Der Wacholder hilft dir nach Krankheitsphasen wieder zu Kräften zu kommen.

Er stärkt dein Wurzelchakra und deine Lebenskraft. Der Wacholderbaum schützt unser Körpersystem und unsere Aura.

Ich bin in meiner Kraft und völlig geschützt!

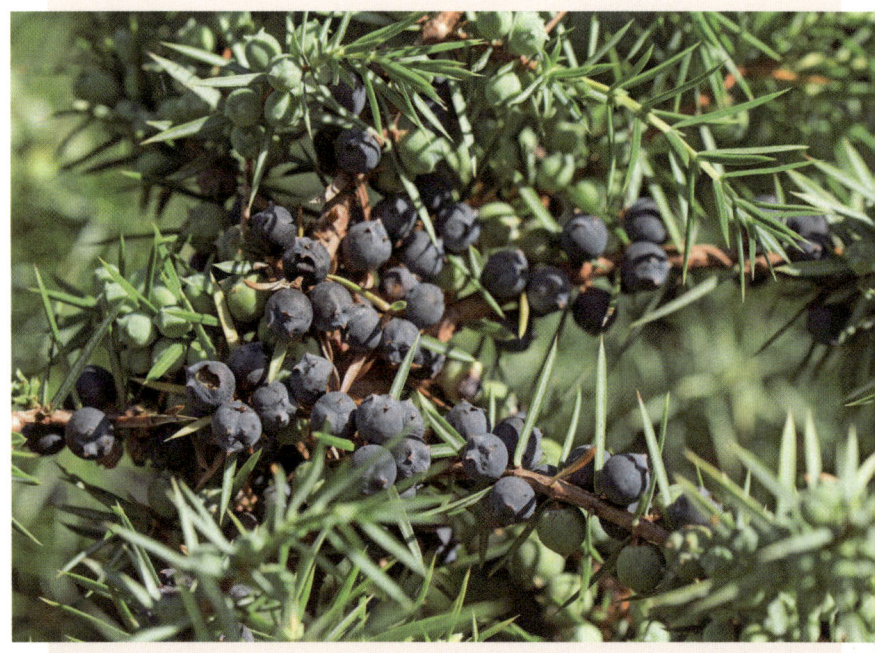

WALNUSS
Stärkt die Gedanken

Die Energie des Baumes vermittelt Klarheit und Zuversicht.

Die Walnuss hilft dir loszulassen, dein Leben zu verändern, sich auf neue Erfahrungen einzulassen, zu akzeptieren, was ist.

*Es ist in Ordnung,
so wie es ist!*

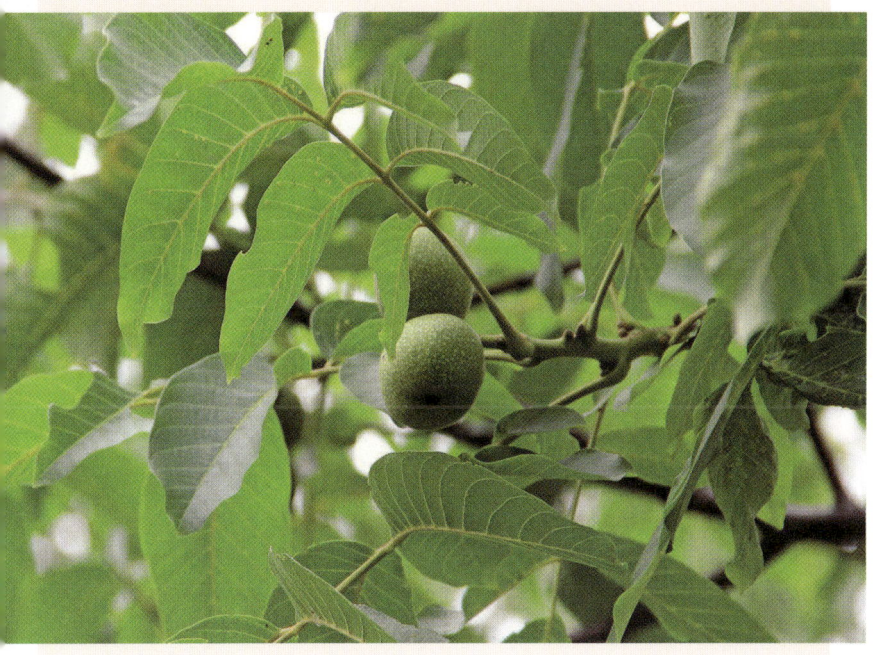

WEIDE
Erneuerung

Die Weide ist der Baum der Reinigung, des Abschieds und der Erneuerung.

Sie steht auch für Fruchtbarkeit, Wiedergeburt und Verjüngung.

Die Weide hilft dir, dich von alten Gedankenmustern zu lösen und in die Selbstreflexion zu gehen.

Ich starte neu, völlig frei in mein Leben, frei von jeglichem Schmerz!

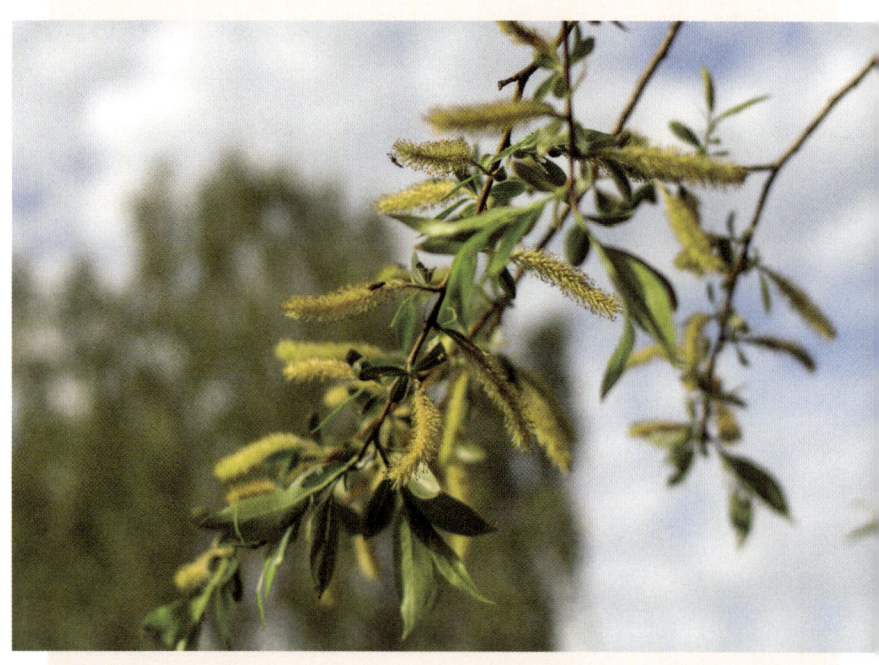

WEISSDORN
Herzöffner

Der Weißdorn hilft dir Erstarrungen im Herzen aufzulösen.

Er befreit dich von negativen Gefühlen und Einstellungen.

Der Weißdorn ist in der Lage, Wut und Aggression in Liebe zu verwandeln. Er schützt dich vor negativen Energien!

Ich bin heil und gesund!

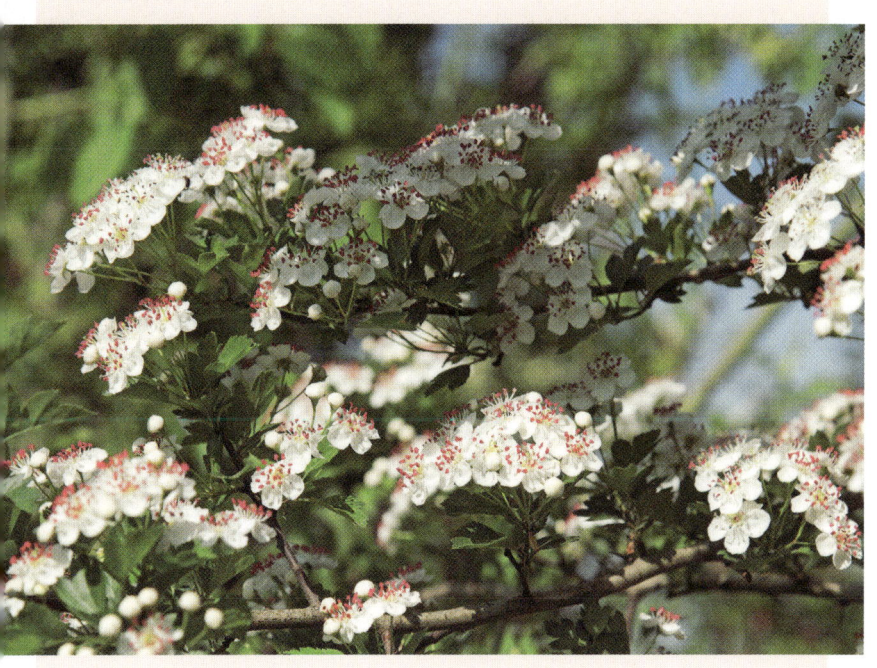

Die Baumenergien

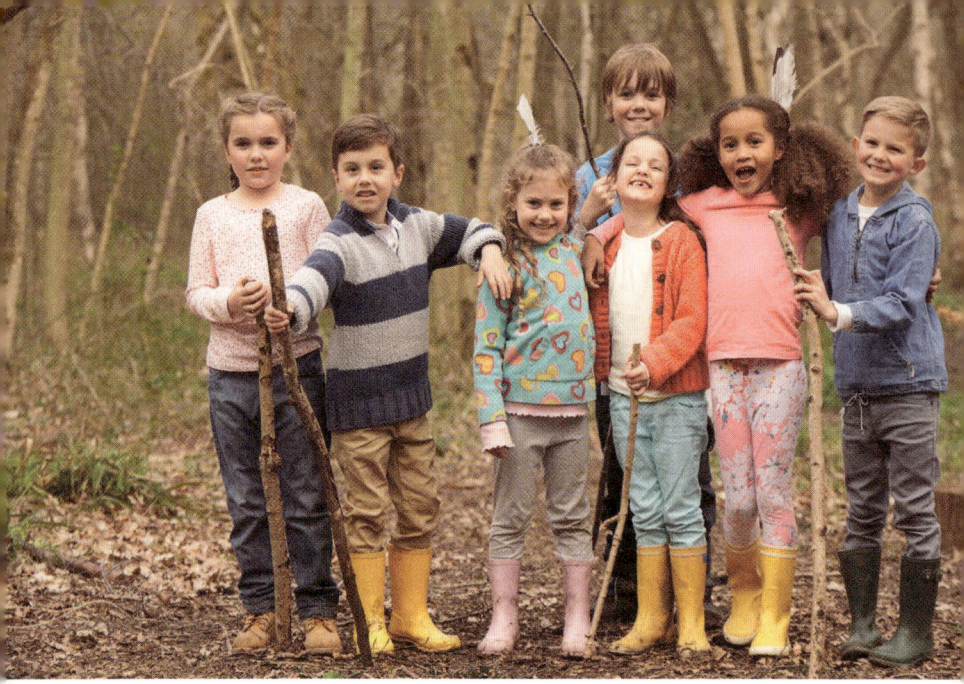

7. SCHRITT

KINDER UND WALDTHERAPIE

- Mit welchen neuen Herausforderungen sehen sich Eltern heutzutage konfrontiert?
- Was brauchen Kinder der *neuen Zeit*?
- Wie kann die Waldtherapie die Bedürfnisse der Kinder hilfreich unterstützen?

Der Wald ist ein Lebensraum für Erlebnisse verschiedenster Art, wo der Fantasie keine Grenzen gesetzt sind.

Spielen und Herumtoben unter Baumwipfeln, den Lebensraum genießen, Freiheit und Lebensfreude wieder spüren bringt eine neue Qualität in das Leben jeder Familie. Strahlende Kinderaugen sind der Dank für diese gemeinsame Zeit. Zelten unter freiem Himmel, am Lagerfeuer sitzen, den Wald und seine Geheimnisse erkunden, die

Begegnungen mit der Tier- und Pflanzenwelt des Waldes mögen die Kinder heute genauso wie in früheren Zeiten.

Im Zuge unserer Arbeiten im Wald, in der Natur, mit den Menschen wurden wir immer wieder mit dem Thema Kinder der *neuen Zeit* konfrontiert.

Es ist mir daher ein besonderes Anliegen, dass wir erkennen, dass heute Kinder mit besonderen Fähigkeiten in diese Welt hineingeboren werden. Es sind hochsensible Kinder, deren Wahrnehmung und Energiepotenzial nicht mehr unseren alten Vorstellungen entspricht.

Für diese Kinder stellen die oft starren Systeme, die in unserer Gesellschaft vorhanden sind, große Hindernisse in ihrer Entwicklung dar.

Sie sind durch die verlockende Wirkung der Werbung, des Konsums sowie der Medien einer Welt voller Manipulation ausgesetzt. Dauerbelastungen durch Stress und verschiedenste Strahlenbelastungen durch Handy und Computer sind für eine positive Entwicklung unserer Kinder ebenfalls nicht förderlich.

Was diese Kinder brauchen, sind Menschen, die ihre Fähigkeiten erkennen, Menschen, die ihnen liebevoll vermitteln, dass sie in Ordnung sind, so wie sie sind, mit all ihren Fähigkeiten und Wahrnehmungen. Sie brauchen Menschen, die sie ernst nehmen, ihre Begabungen fördern, so dass sie diese positiv einsetzen können.

Nicht Medikamente sind die Lösung, sondern liebevolle Zuwendung sowie das Erkennen und Fördern ihrer Begabungen.

Waldkindergärten, kreatives Spielen und Lernen in der Natur sind ernst zu nehmende Lösungen für die positive Entwicklung unserer Kinder. Sie brauchen Orte, wo sie unbeeinflusst, voller Begeisterung ihre Fähigkeiten entdecken und ausleben können.

Der Wald und natürliche Lebensräume sind Orte, wo wieder Staunen, Begeisterung und Lebensfreude bei Kindern zu beobachten sind.

Ich habe über 30 Jahre immer wieder mit Kindern im Wald gearbeitet und konnte dabei beobachten, dass speziell sogenannte *verhaltensoriginelle Kinder*, egal welche *sogenannten Defizite* sie hatten, in jenem Moment, in dem sie den natürlichen Lebensraum Wald betraten, wieder zu strahlen begannen, ihr Forschergeist und ihre Kreativität wieder erwachten.

Daher muss es unser Ziel sein, dass Kinder gemeinsam mit ihren Eltern kreative Zeit im Wald verbringen. Es fördert ihr Körperbewusstsein, ihre Wahrnehmung, ihre Gesundheit und Empathie.

Waldbaden und Kinder der neuen Zeit

Anhand der folgenden Beispiele möchte ich zeigen, wie wichtig es ist, dass Kinder im natürlichen Umfeld des Waldes ihre eigenen Stärken entdecken.

KINDER MIT BESONDEREM ZUGANG ZUM WALD

Eines Tages wurde ich gebeten, Kinder bei Waldjugendspielen in Deutschland zu betreuen. Wie der Zufall es will, wurden mir Kinder mit psychischen und emotionalen Problemen zugeteilt. Das Hauptproblem dieser Kinder war ihre stark ausgeprägte Aggressivität. Einige dieser Kinder hatten die Diagnose ADHS.

Mir fiel auf, dass sich die Kinder in der Umgebung, im Wald sehr wohl fühlten und sich gut auf ihre Aufgaben konzentrieren konnten.

Ich bemerkte, dass viele Kinder dieser Gruppe eine sehr feinfühlende Wahrnehmung und eine hohe Empathie zeigten.

Ich machte mit diesen Kindern folgende Übung:

> Suche dir einen Baum, einen Baum, der wie ein Freund ist!
> Begrüße diesen Baum!
> Erzähle diesem Baum von dir! Was liegt dir am Herzen? Was bedrückt dich!
> Erzähle deinem ganz speziellen Baum deine Sorgen, deine Ängste!
> Erzähle ihm, was du loswerden möchtest, weil es nicht zu dir gehört!
> Du darfst deine Wut, deine Traurigkeit, deine Ängste, deine Aggressionen dem Baum übergeben!

FALLBEISPIEL

Das Ergebnis war erstaunlich. Nach anfänglicher Zurückhaltung und Scheu begannen jene Kinder mit den angeblich größten Defiziten die stärkste Verbindung mit ihrem neuen Freund, den Baum, aufzubauen.

Sie ließen ihre Wut, ihre Traurigkeit, ihre Ängste, ihre Aggressionen aus den Händen, dem Kopf und aus dem Bauch fließen.
Durch meine Anweisungen sich dabei zu bewegen und kräftig zu atmen wurde dieser Vorgang noch verstärkt. Sie umarmten den Baum, waren dankbar, ja glücklich jemanden gefunden zu haben, der ihnen zuhörte.

Die Kinder waren begeistert.

Dies soll uns dazu motivieren, dass Kinder ihren natürlichen Zugang zum Wald und zu den Bäumen wieder erleben dürfen.

Wichtig bei diesen Begegnungen im Wald ist, dass keine Handys oder ähnliche ablenkende Dinge mitgenommen werden, damit das Erlebnis Wald ein Erlebnis *pur* wird!

DER JUNGE, SEINE ÄNGSTE UND DIE BUCHE

Eine Mutter bat mich ihren kleinen Sohn, der unter sehr starken Ängsten litt und nicht mehr schlafen konnte, in den Wald mitzunehmen. Der kleine Junge, sensibel, mit einer ausgeprägten feinfühligen Wahrnehmung, ging mit mir und seiner Mutter zu meinem Heilplatz im Wald.

Auf die Frage, ob er hier unter den Bäumen einen Freund sieht, zu dem er gehen möchte, der ihm vielleicht helfen kann, ging er spontan und ohne zu zögern zu einer alten Buche.

Ich bat ihn den Baum zu begrüßen und zu bitten, ob er ihm seine Ängste übergeben darf.

Der Bub tat dies.

Er kniete sich vor seine Buche nieder, streichelte die Rinde des Baumes, pickte die Ängste mit den Fingern aus seinem Kopf und übergab sie der Buche, indem er sie sorgfältig, einzeln am Wurzelhals des Baumes platzierte.

Seine Mutter und ich standen abseits und beobachteten dieses seltsame Schauspiel ohne Worte. Wir hatten den Eindruck, dass er genau wusste, was er tat.

Als er nach etwa 10 Minuten fertig war, strahlte er und sagte: „Jetzt habe ich ihm alle meine Ängste gegeben" und lachte dabei!

Anschließend verabschiedete er sich von seinem neuen Freund, dem Baum. Er redete dann nicht mehr darüber, denn anscheinend war es für ihn selbstverständlich, was er eben getan hatte.

FALLBEISPIEL

Diese Beispiele zeigen uns den natürlichen Zugang von Kindern zum Wald und zu den Bäumen. Hier können wir von ihnen lernen, wie man ohne Vorurteile intuitiv genau das Richtige macht.

Auch hier gilt wiederum: Eine natürliche Umgebung wie der Wald und die Ruhe eines Ortes sind für die Fähigkeiten und Wahrnehmungen der Kinder sehr hilfreich. Gerade sie benötigen unbelastete Orte wie den Wald und die Natur für ihre Regeneration und persönliche Entwicklung.

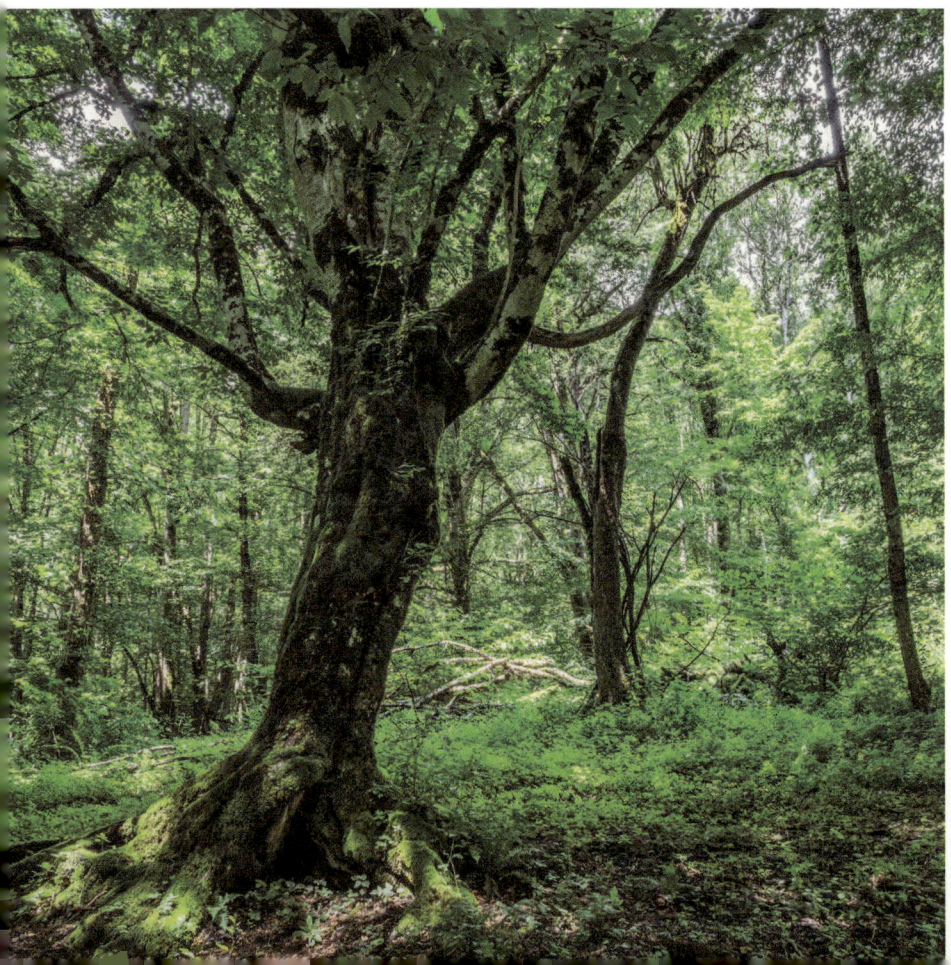

Praktische Übungen

Diese Übungen für die Arbeit mit Kindern im Wald sollten dem Alter und ihren Fähigkeiten angepasst werden.

Barfuß im Wald gehen, den Kontakt zur Erde und die verschiedenen Formen des Waldbodens spüren, Unebenheiten erkennen, schmutzig werden können, mit den Händen in der Erde graben, kleine Bodenlebewesen entdecken, den Forschergeist erwachen lassen.

Blind durch den Wald geführt werden, barfuß ein Bachbett überqueren, stärkt alle Sinne und Wahrnehmungen.

Speziell jüngere Kinder können *Waldbilder* aus Zapfen, Blättern, Ästen, Steinen ... erstellen, der Fantasie sind hier keine Grenzen gesetzt.

Das Bauen von *kleinen Häuschen* aus Baumrinden und Ästen gehört zu den Lieblingsbeschäftigungen von Kindern im Wald, begleitet von kreativen Geschichten regt dies die Fantasie der Kinder an.

Ein besonderes Erlebnis stellt ein *Naturpicknick* dar. Der Auftrag für die Jause der Kinder lautet: Semmel und Wurst statt Wurstsemmel, Käse und Brot statt Käsebrot.
  Gemeint dabei ist, dass alle Nahrungsmittel einzeln mitgenommen werden sollen, Semmel, Brot, Schinken, Käse, Tomaten, Gurkerl ..., es gibt keine Teller, kein Messer und keine Gabel. Im Wald wird ein Buffet errichtet.

Ein dürrer Ast wird aufgestellt, an ihm werden Gebäck und Brot befestigt, natürlich ohne Hilfsmittel.

Große Blätter werden als Teller verwendet, Wurst und Käseplatten werden hergerichtet usw.

Vielleicht gibt es anfangs ein paar *Iii, da ist ein Käfer*, innerhalb kürzester Zeit entwickeln die Kinder jedoch einen großen Appetit und das Buffet ist leergeräumt.

Das gemeinsame Errichten des Buffets, das gemeinsame Essen und auch die Einfachheit lässt die Kinder wieder völlig frei, unbekümmert und unkompliziert werden.

Daher lassen wir der Fantasie und Kreativität unserer Kinder freien Lauf, denn der Wald ist ein Ort, wo sie wieder intuitiv ihre Stärken und ihre Lebensfreude entdecken können!

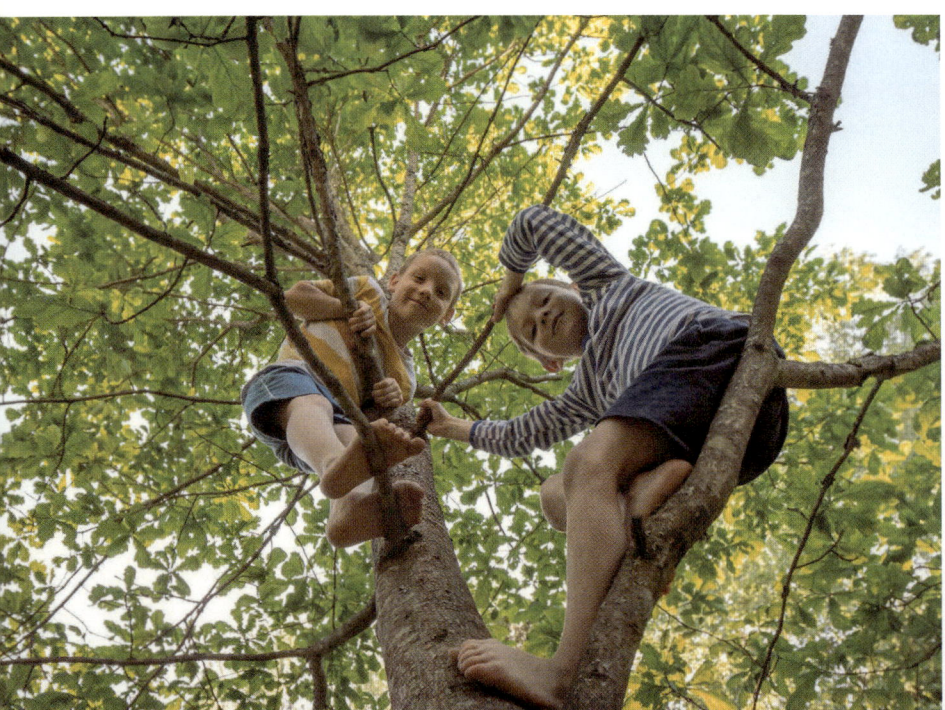

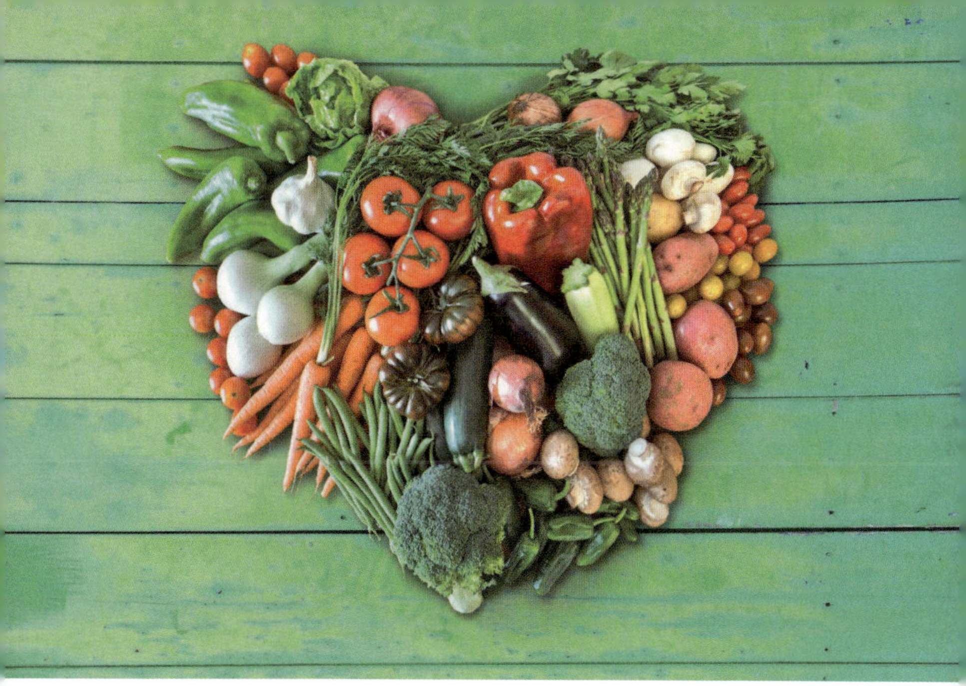

8. SCHRITT

- Ernährung
- TEM, Lehre nach Sebastian Kneipp, hilfreiche Bausteine für unsere Gesundheit
- Unterstützung für eine erfolgreiche Waldtherapie

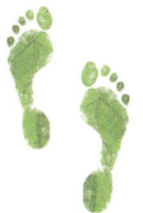

Sowohl die Traditionelle Europäische Medizin als auch die fünf Säulen der Lebensordnung nach Sebastian Kneipp beschäftigen sich intensiv mit dem Thema Wasser, Bewegung, Ernährung, Heilpflanzen und innere Balance, welche vielerorts als Grundlage für unsere Gesundheit und unser Wohlbefinden gelten.

Richtige Ernährung in Verbindung mit Fasten, Bewegung in der Natur sowie ein gesunder, unbelasteter Schlafplatz sind Voraussetzungen *für ein Leben in Gesundheit und Wohlbefinden.*

Das Wissen und die Anwendung unserer heimischen Kräuter zur Entgiftung, Entschlackung und dem damit verbundenen gesunden Stoffwechsel sind dabei ein hilfreicher Baustein für unsere Gesundheit.

Grundlegende Informationen zum Thema Ernährung

Nahrung ist Information für unsere Zellen, unseren Organismus und unseren Körper. Es geht also darum, welche Informationen benötigt unser Körper, welche sind gesund und fördern unser Wohlbefinden?

Jeder Mensch hat eine eigene Schwingungsfrequenz. Jedes Nahrungsmittel hat ebenfalls eine solche.

Die Nahrung, die du zu dir nimmst, sollte in etwa deiner eigenen Schwingungsfrequenz oder einer höheren entsprechen. Anders gesagt, Nahrung sollte dir Energie zuführen und nicht abziehen.

Lichtvolle Nahrung wie sonnengereiftes Bio-Obst und -Gemüse haben eine hohe Schwingungsfrequenz und sind somit für deine Vitalität und deinen Energiehaushalt förderlich. Obst, Gemüse, Getreide und sonstige pflanzliche Nahrung sollen in der jeweiligen Saison, biologisch und aus heimischer Erzeugung, zu sich genommen werden.

Ein weiterer wichtiger Faktor, den man bei der Ernährung beachten sollte, ist, dass sie möglichst ausgewogen und basisch ist.

Eine der häufigsten Volkskrankheiten ist die chronische Übersäuerung. Die Ursache liegt hier nicht nur in der falschen Ernährung. Bewegungsmangel, sportliche Überaktivität, Stress und Ärger tragen ebenfalls zu dieser Zivilisationskrankheit bei. Wenn unser Körpersystem stark belastet ist, werden wir sauer.

Unsere Nahrung sollte uns jene Informationen und Inhaltsstoffe zuführen, die unseren Körper möglichst wenig belasten, also überwiegend basisch, pflanzlich und biologisch sein. Bei der täglichen Nahrungsaufnahme ist es wichtig, sich bewusst Zeit zu nehmen.

Du bist, was du isst, kann man täglich beobachten.

Ernährung ist somit die Basis für unsere Gesundheit und Voraussetzung, um in Freude und Vitalität alt zu werden.

Wasser – Element des Lebens für Wald, Bäume, Pflanzen, Mensch und Tier

Eine weitere wichtige Grundlage für unsere Gesundheit ist das Thema Wasser: Es hat eine besondere Eigenschaft, die kaum beachtet wird.

Es ist einer der stärksten Informationsspeicher, und zwar jedes einzelne Wassermolekül. So wie wir dem Wasser begegnen, wie wir es behandeln, so wird es reagieren, in all unseren Zellen in unserem Körper, den Flüssen und Meeren, selbst im kleinsten Wasserglas zu Hause.

Klare liebevolle Gedanken, wertschätzende Behandlung, diese Informationen beeinflussen unser Wasser positiv. Klares, reines Quell- oder Gebirgswasser ist in seiner Information ursprünglich und rein. Trübe negative, destruktive Gedanken oder Handlungsweisen lassen Wasser schnell faul oder trüb erscheinen.

Die Wissenschaft hat dieses Phänomen erkannt und in unzähligen Versuchen in Form von informierten Wasserkristallaufnahmen dargestellt. Professor Emoto war einer der Pioniere dieser Wasserkristallforschungen.

Johann Grander beschäftigte sich ebenfalls mit informiertem Wasser und nutzte dieses Wissen für seine Produkte. Auch wenn diese nicht immer auf wissenschaftlicher Basis beruhen, so spüren doch feinfühlige Menschen, dass ihnen die Wirkung von reinem, positiv informiertem Wasser guttut.

Es ist höchste Zeit für ein neues Denken, einen neuen Umgang mit dem Element Wasser. Klarheit, Reinigung sowie positive Lebensenergie verbindet uns mit diesem Element.

Unser Körper besteht zu ca. zwei Drittel aus Wasser. Pfarrer Sebastian Kneipp erkannte die spezielle Wirkung des Wassers auf unsere Gesundheit schon vor 200 Jahren.

Anwendungen, die auch in Bächen mit klarem, kühlem Wasser funktionieren, die durchblutungsfördernd sowie hilfreich bei Stress oder Kopfschmerzen sind, dürfen wir auch bei unseren Seminaren in der Waldtherapie nutzen.

WASSERTRETEN

ÜBUNG

Eine Übung nach Pfarrer Kneipp ist das Wassertreten in einem kalten Bach oder See.

- Hier wird wie beim Storchengang immer ein Bein aus dem Wasser gezogen, die Zehenspitzen zeigen in Richtung Boden, dabei sind die Waden angespannt.
Dies 30–40 Mal wiederholen.
- Danach wird das Wasser mit den Händen abgestreift und die Beine bewegt, bis sie wieder warm sind.
- Anschließend warme Socken anziehen.

Diese Übung wirkt stabilisierend auf unseren Herzkreislauf, bewirkt eine Aktivierung des Lymphsystems und stärkt unser Immunsystem.

Die Beine sollten vor der Anwendung warm sein.

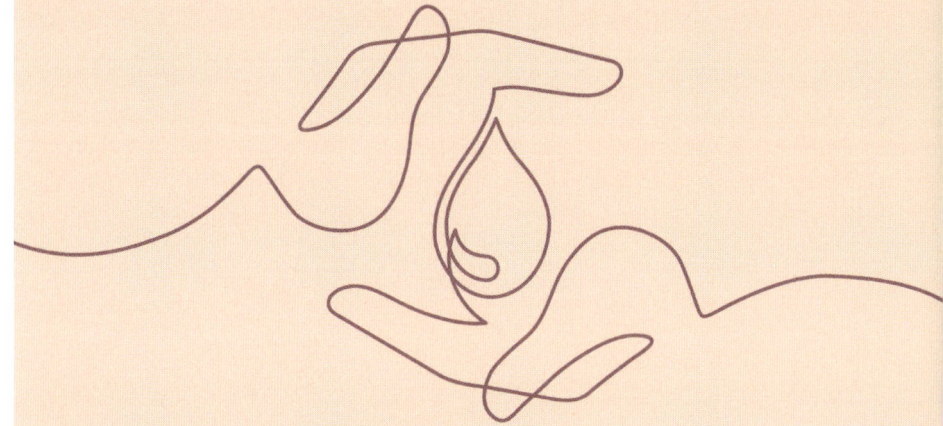

Wasser – Element der Reinigung

Bäche, Flüsse und sonstige Gewässer im Wald sind besonders gut geeignet für Reinigungsrituale. Loslassen von negativen Energien und Belastungen in der Natur, in Verbindung mit Wasser aus Bächen, Flüssen oder kleinen Wasserfällen unterstützen den Prozess der Reinigung.

Der Uferbereich, der Übergang zwischen Land und Wasser ist ein mystischer Bereich, der sehr gut dafür geeignet ist.

Übergib deine belastenden Energien mit der Bitte um Reinigung dem Wasser.

Auch hier gilt der Grundsatz:

Die Energie folgt der Aufmerksamkeit!

Bitte um Transformation dieser Energien.

LOSLASSEN VON BELASTUNGEN DURCH DIE VITALKRAFT DES WASSERS

ÜBUNG

- Verbinde dich mit dem Geist des Wassers und lasse all deine Belastungen aus deinem Körper, deinen Händen, dem Kopf in das Wasser fließen.
- Lasse es fließen, bis du das Gefühl hast, frei davon zu sein.
- Bitte um Transformation dieser Energien.
- Bedanke dich anschließend.

Speziell an Wasserfällen oder dort, wo du stärkere Energien durch Wildbäche im Wald spürst, kannst du dich anschließend mit der vitalisierenden Energie des Wassers verbinden und diese aufnehmen.

Spüre die Lebensenergie des Wassers!

Atme sie ein!

Nimm sie auf!

Wasser ist Leben, ist Vitalenergie!

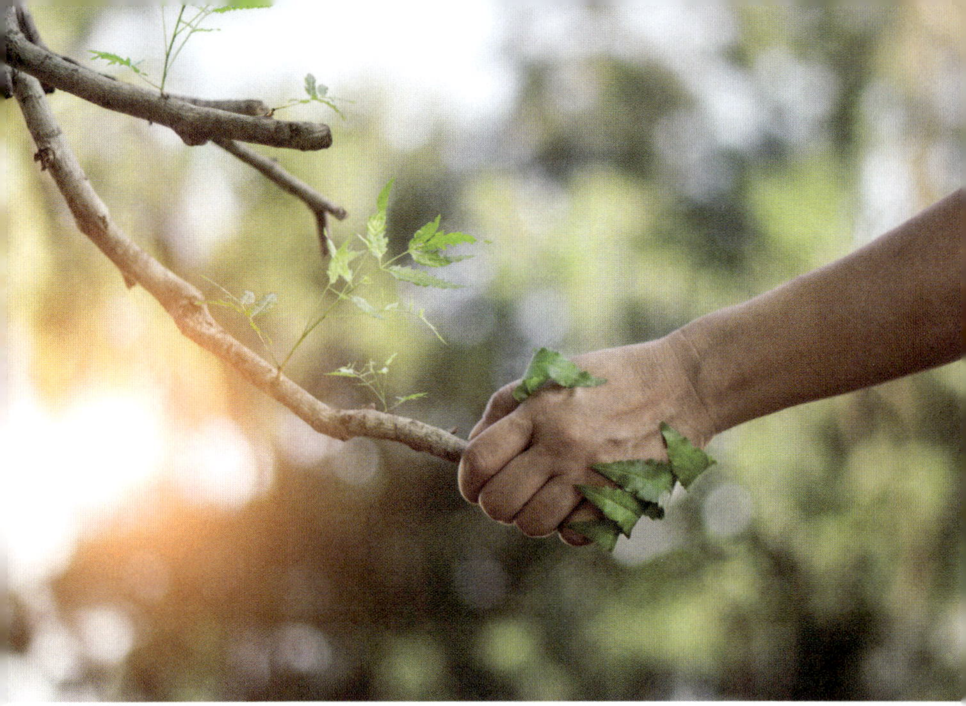

9. SCHRITT

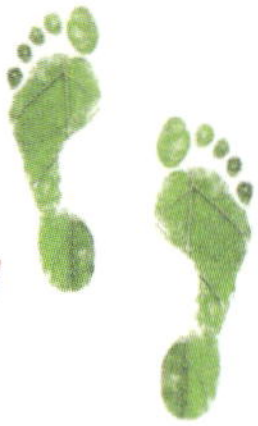

HILFESTELLUNG FÜR DIE NATUR DURCH BEWUSSTES AUSSENDEN VON POSITIVEN BILDERN UND GEDANKEN

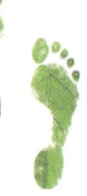

- Welche Auswirkung haben unsere Gedanken und unsere Aussendungen auf unser tägliches Leben?
- Ist es möglich, unsere Zukunft durch unser Denken positiv zu beeinflussen?
- Wie können wir dabei unsere Umwelt positiv unterstützen?

Dies ist ein wichtiges Thema, um sich über die Auswirkungen unserer Gedanken und unseres Bewusstseins vor allem bei Waldspaziergängen, Meditationen, Achtsamkeitsübungen auf die Umwelt bewusst zu werden. Es ist auch Grundlage und Basisübung für Seminare und Ausbildungen, die zur Bewusstseinserweiterung beitragen.

Immer mehr Menschen stellen sich die Frage: Welchen Beitrag kann ich für die Wälder, die Natur mit all ihren Lebewesen und für Mutter Erde leisten? Von einer bewussten Lebensweise, dem entsprechenden Konsumverhalten und dem damit verbundenen ökologischen Fußabdruck abgesehen.

Die Antwort ist: Hilfestellung durch positive Affirmationen und Aussendungen für uns Menschen, Mutter Erde, die Natur und unsere Wälder mit all ihren Bewohnern!

Sehr wichtig bei der Formulierung von Affirmationen ist es, dass ich mir ganz genau überlege: Was will ich? Was ist mein Ziel?

Die Natur bedarf unserer Hilfe in dieser so herausfordernden Zeit. Jeder kann seinen Beitrag dazu leisten, indem er für die Natur, für den Wald mit all seinen Bewohnern, ja für die gesamte Mutter Erde um Hilfe bittet.

Dies kann durch positive Affirmationen, aber auch in Form von Gemeinschaftsarbeiten, unterstützt durch unsere geistigen Helfer, geschehen.

Die Kraft unserer Gedanken und die damit verbundenen Aussendungen sind sehr wirkungsvolle Instrumente zur positiven, harmonisierenden Veränderung unseres Lebensraums.

Es ist an der Zeit, unseren Anteil zur positiven Wende unserer Gesellschaft beizutragen, durch:

Verantwortungsvolles Bewusstsein!

Alles was wir denken, handeln und aussenden hat letztendlich eine Auswirkung auf uns, unser Leben und unsere Umwelt, da alles mit allem verbunden ist!

Wir denken und erschaffen uns unsere positive Zukunft!

So wie die jetzige globale Situation das Ergebnis vergangener Denk- und Handlungsweisen von Menschen ist, genauso können wir unsere Zukunft durch unser Denken und Handeln im Hier und Jetzt positiv gestalten. Daher ist es Zeit unsere Gedanken und unser Handeln auf unser Herz zu fokussieren und dessen Impulsen zu folgen.

Wir richten unser Denken und Handeln nach diesen Gesichtspunkten aus, zu unserem Wohle und zum Wohle aller.

Je mehr Menschen diese Gedanken und Bilder aus ihrem Herzen aussenden, desto rascher erfolgt eine Veränderung zum Positiven.

Daher mein Aufruf, unsere Welt, in der wir leben, durch ein neues Bewusstsein, achtsames Denken und Handeln zu verändern und somit die Wiederherstellung und Harmonisierung der natürlichen Ordnung von Mutter Erde, der Natur mit all ihren Lebewesen und uns Menschen, als Teil dieser natürlichen Ordnung, wieder zu erschaffen.

Jeder kann seinen Beitrag dazu leisten, genau da, wo er gerade lebt, wirkt und arbeitet, unabhängig von Beruf, Position und Lebensart. Speziell Seminare in der Natur sind ein idealer Ort, um diese Art von Übungen durchzuführen.

Visualisierung positiver Gedanken

Wir kennen das Gesetz der Polarität und Resonanz. Wenn man seine Aufmerksamkeit auf ein bestimmtes Thema richtet, dieses mehr und mehr fokussiert, so wird man es in sein Leben ziehen.

Dadurch, dass ich dabei aber nicht bewerte, beachte ich auch das Gesetz der Polarität. Bei der Beobachtung neutral zu bleiben, in seiner Mitte zu sein, ist dabei sehr wichtig.

Wo steuern wir hin?

Wälder werden durch Rodungen vernichtet.

Bäume sterben durch Schädlingsbefall ab.

Tiere leiden durch uns Menschen.

Doch wir können dieser Entwicklung entgegensteuern.

Eine hilfreiche Übung dazu ist, dass wir Menschen alle positiven Bilder, Gedanken, Gerüche, alle unsere positiven Erinnerungen und Erlebnisse in das Universum schicken.

Indem ich mir diese Gedanken immer und immer wieder vor Augen halte, sie in mir speichere, tritt nun hier der positive Aspekt von Resonanz in Kraft.

Ich erschaffe mir sozusagen meine eigene positive Zukunft.

ÜBUNG

AUSSENDEN VON POSITIVEN GEDANKEN UND BILDERN

Wenn du spazieren gehst, gehe bewusst, achte auf das saftige Grün der Blätter der Bäume, höre das Rauschen des Wassers und das Zwitschern der Vögel, spüre deine Ruhe und Zufriedenheit.

> Immer dann, wenn dir bewusst wird, wie schön das Grün der Bäume ist, dann schließe deine Augen, halte dieses Bild in Gedanken für ca. 10 Sekunden fest und übergib dieses Bild dann dem Universum.

> 10 Sekunden erscheinen im ersten Moment sehr kurz, doch wenn du bewusst in dieser Zeit nur an dieses eine Bild denkst und es festhältst, wirst du sehen, wie lange 10 Sekunden sein können.

> Gehe weiter, visualisiere immer wieder Bilder, Gedanken, Gerüche oder Geräusche, aber auch deine ganz persönlichen positiven Erinnerungen und Erlebnisse.

Du wirst sehen, Zeit spielt in diesem Moment keine Rolle mehr, du wirst ein Vielfaches an Zeit benötigen als normalerweise, und das ist gut so.

Du hältst alles Positive fest, holst es zu dir und speicherst es in dir, aber es gibt auch noch einen anderen, ganz wichtigen Effekt dabei.

Du merkst und bist ganz erstaunt darüber, was du schon alles Schöne erlebt hast, auf wie viele schöne Erinnerungen du zurückblicken kannst, ganz zu schweigen davon, wie erholsam es ist, in Ruhe und Achtsamkeit einen Spaziergang zu machen und dabei die Natur genießen zu können.

ÜBUNG

Du kannst diese Übung zu jeder Zeit, an jedem Ort machen.

Es muss ja nicht immer ein Spaziergang sein, es reicht, wenn du z. B. einen Schmetterling an dir vorbeifliegen siehst, visualisiere das Bild, schicke es ins Universum, speichere es in dir.

Wenn du einen schönen Moment mit deinem Partner, deinen Kindern in der Natur erlebst, gehe genauso vor.

Alleine das Bewusstsein, wie viel Schönes das Leben für dich bereithält, bewirkt in dir eine Leichtigkeit, Zufriedenheit und auch Gelassenheit, die es dir ermöglichen, mit auftretenden Schwierigkeiten und Belastungen besser umgehen zu können.

Ich wünsche dir viel Spaß bei dieser Übung und glaube mir, du wirst über dich selbst überrascht sein!

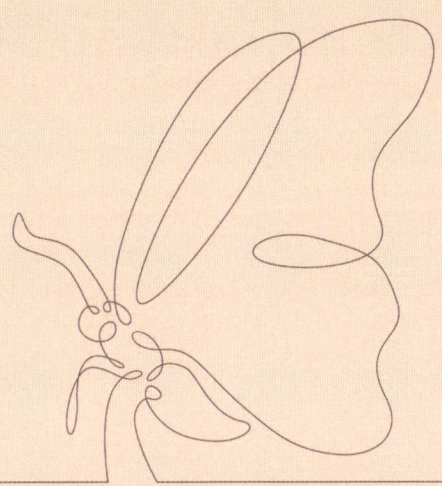

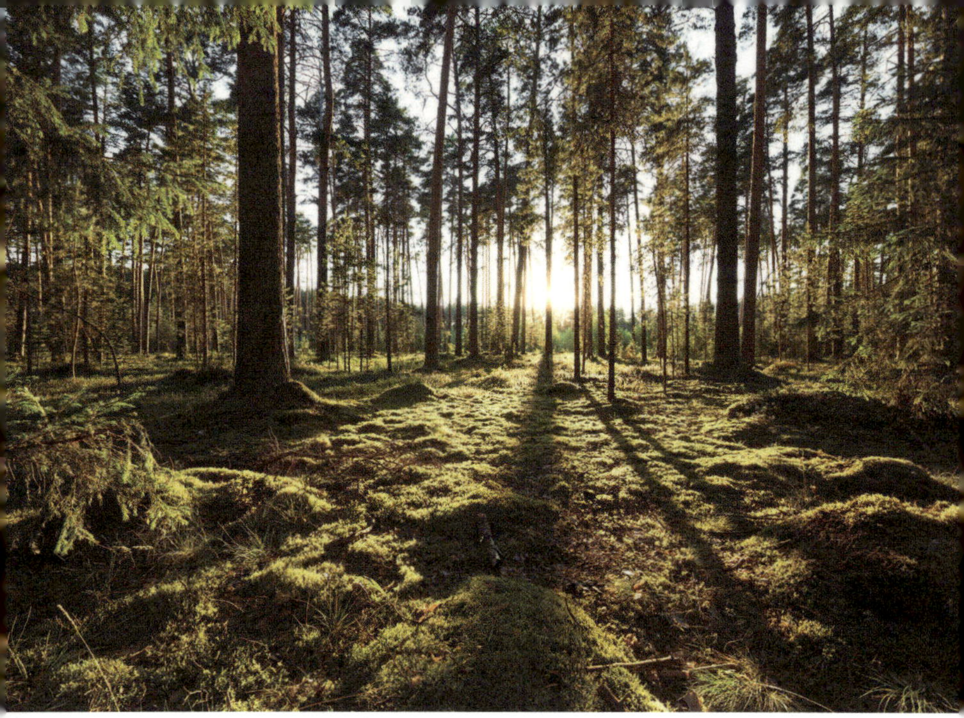

10. SCHRITT

HEILUNG FÜR DEN WALD

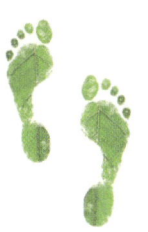

- Was kann man sich darunter vorstellen?

Wir spazieren im Wald, finden dort Ruhe und Entspannung, praktizieren *Waldbaden/Waldtherapie*, das heißt, wir holen uns einerseits Kraft und Energie von den Bäumen und andererseits lassen wir unsere Belastungen im Wald zurück.

Wir *nehmen* von den Bäumen, vom Wald, von der Natur, doch wissen wir alle, dass immer ein gesundes Gleichgewicht hergestellt sein muss, ein Gleichgewicht zwischen *Geben und Nehmen*.

Wenn uns bewusst wird, dass wir Teil eines Ganzen sind, so ist dies der erste große Schritt in Richtung Heilung, Heilung für den Wald mit all seinen Bewohnern und somit auch Heilung für uns.

Heilung für den Wald ist eine Aussendung, eine bewusste positive Absicht und Hilfestellung.

In Form positiver Gedanken visualisieren Menschen in Dankbarkeit die Vorstellung, dass sich die Natur, der Wald, Mutter Erde in einem gesunden, harmonischen Zustand befinden. Diese positiven Bilder werden über unser Herz ausgesandt.

Je mehr Menschen an diesen Aussendungen teilnehmen, je größer die Gruppe ist, desto machtvoller und effektiver ist das Ergebnis.

All das, was wir an positiven Gedanken, Wünschen aussenden, kommt als positive Energie zu uns zurück.

Daher ist es hilfreich Aussendungen wie das folgende Gebet als Hilfestellung für die Natur zu realisieren.

HEILUNG EINES WALDORTES

Dieses Gebet ist für beliebige Orte in der Natur, insbesondere aber für Waldgebiete anwendbar. Wichtig dabei ist, dass sich die Teilnehmer auf das Geschehen einlassen, frei vom eigenen Ego, frei von Manipulation. *Die positive Absicht steht im Vordergrund.*

Die Erdverbundenheit und die Verbindung zur geistigen Welt jedes Einzelnen lässt diese Aussendungen unabhängig von der Anzahl der Teilnehmer Realität werden. *Jeder Einzelne bewirkt hier sehr viel Positives.*

Speziell die Aussendungen ganzer Gruppen sind sehr wirkungsvoll und zur Schaffung einer positiven Zukunft geeignet.

Bevor du mit dem Gebet beginnst, ist es vernünftig den Platz und auch die teilnehmenden Personen abzuräuchern, natürlich nur, sofern keine Brandgefahr besteht.

- Du kannst dich mit den Elementen verbinden und die Hüter der Himmelsrichtungen rufen und dir dabei einen Kreis vorstellen, den du als Steinkreis gestaltest. Du kannst auch ein Herz auslegen und dieses schmücken, Blumen, Blätter, Steine eignen sich besonders gut dafür.

- Wenn alle Menschen, die an dem Gebet teilnehmen, anwesend sind, soll darauf hingewiesen werden, dass jeder in seiner Mitte tief und fest mit Mutter Erde verwurzelt ist. Jeder lässt seine Gedanken los und konzentriert sich nur noch auf seine Absicht – Heilung für den Wald!

- Wichtig ist es auch, dass die lichtvolle geistige Welt um Schutz und Führung gebeten wird, erst dann kann mit dem Gebet begonnen werden.

Die Gebete können individuell gestaltet werden, ich möchte hier nun eine Möglichkeit anführen:

Liebe Freunde, liebe Freundinnen des Waldes, öffnet eure Herzen, damit eure Herzensenergie unser Vorhaben „Heilung für den Wald" hilfreich und heilend unterstützen kann!

Ich bitte den Geist des Ortes, den Geist des Waldes, den Geist der Tiere und Pflanzen sowie die Naturwesen um Erlaubnis hier an diesem Ort, mit diesen liebevollen Menschen, eine reinigende und heilende Zeremonie durchführen zu dürfen, um diesen Ort, diesen Wald von all den belastenden Energien zu befreien.

Wir laden euch ein, hier an diesem Ort, gemeinsam mit uns Menschen, an diesem Fest der Heilung für den Wald, Mutter Erde und die Natur teilzunehmen und uns zu unterstützen.

Wir danken der lichtvollen geistigen Welt für die Reinigung, Entfernung und Transformation all der Belastungen, die durch uns Menschen an diesem Waldort, in der Natur und Mutter Erde verursacht wurden.

Wir danken für die Heilung, Wiederherstellung und Harmonisierung der natürlichen Ordnung für den Wald mit all seinen Bewohnern (Bäume, Pflanzen, Pilze, Farne, Moose, Naturwesen, Tiere, Insekten, Vögel), für Mutter Erde mit all ihren Wesenheiten und für uns Menschen, „zum höchsten Wohle aller"!

Wir danken, dass an diesem Ort, in diesem Land und auf Mutter Erde wieder gesunde, natürliche Wälder wachsen und gedeihen können.

In Dankbarkeit, dass Heilung geschehe!

Im Anschluss kann auch noch ein kleines Schutzritual durchgeführt werden:

- Bitte die göttliche Quelle sowie die lichtvolle geistige Welt um den höchstmöglichen Schutz vor all dem was nicht der reinen Liebe dient, vor all dem was nicht zu unserem höchsten Wohle ist, für diesen Ort, diesen Wald, diese Region mit all ihren Bewohnern und Wesenheiten, auf allen Ebenen des Seins, auf allen Ebenen der Zeit.
- Nur Lichtvolles darf hier durchdringen, alles Negative, alles was nicht der reinen Liebe dient, was nicht zu unserem höchsten Wohle ist bleibt draußen!
- *Danke für Schutz und Führung! Visualisiere dir diesen Schutz!*

Diesen Schutz kann ich natürlich auch jederzeit an mir selbst anwenden.

Wenn ich an einem Ort ein Ritual bzw. ein Gebet zur Heilung durchführe, ist es auch möglich, dass ich jene Orte miteinbeziehe, die einer Heilung bedürfen, an denen ich aber nicht anwesend sein kann.

Dies haben wir im Sommer 2019 durchgeführt, als die gewaltigen Brände in Australien kein Ende nehmen wollten.

Eine weitere Möglichkeit für Heilgebete kann auch wie folgt aussehen:

> Ich stelle mir jene Orte, an denen ich eine Heilung durchführen möchte, in meinen positiven Gedanken so vor, wie ich es mir wünsche. Ich visualisiere dieses Bild, verankere es in mir und schicke es in das Universum.

Ich kann mich dabei auch in Worten und Sätzen bedanken. Hier einige Beispiele dafür:

Danke an die Erde.
Danke, dass du uns einen Platz gibst,
wo wir lachen und weinen dürfen,
wo wir sein dürfen, um unsere Erfahrungen zu erleben.
Danke, dass du uns Nahrung gibst.
Danke für die unglaubliche Vielfalt an Landschaften.
Danke für deine Schönheit.

Danke an die Luft.
Danke, dass du uns den Atem schenkst,
den wir zum Leben benötigen.
Danke für die Hülle, die unsere Erde schützt.
Danke für den Luftkörper, der ständig in Bewegung ist.

Danke dem Wind, der uns Wolken bringt,
wenn wir Regen brauchen,
der die Pollen und Samen trägt, der an heißen Tagen
so angenehm kühl auf unserer Haut ist.

Danke an die Tiere.
Danke für alles, was ihr uns schenkt, dass
ihr uns euer Leben schenkt, dass ihr das
Wertvollste gebt, damit wir Nahrung haben.
Danke an die treuen Freunde, die uns
begleiten und uns ihr Vertrauen schenken.
Danke, dass ihr da seid.

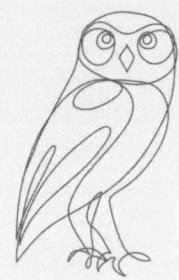

Danke an die Pflanzen.
Danke für den Duft und die Schönheit
eurer Blüten.
Danke für das Gefühl durch eine taunasse Wiese zu gehen.
Danke für die Medizin,
die ihr uns schenkt, für das Räucherwerk.

Danke an die Bäume und Sträucher.
Danke für eure Geschenke,
für die Früchte, die ihr uns schenkt,
die Beeren, das Obst, die Nüsse,
für die Medizin, die wir aus euch gewinnen,
für das Holz für unsere Werkzeuge,
für die Möbel und unsere Häuser.
Danke für die reine Luft,
den kühlen Schatten im Sommer,
für das Rauschen des Windes in euren Blättern,
für Ruhe und Kraft, die ihr uns schenkt.
Danke für eure Vielfalt und Schönheit.

Danke an die Kristalle, Steine und Mineralien.
Danke, dass ihr eure heilenden und schützenden Energien
für uns Menschen zur Verfügung stellt und wir diese
nutzen dürfen.
Danke für eure Schönheit.

Danke an die Naturwesen.
Danke, dass ihr die Bäume, Pflanzen,
Steine, die Erde, das Wasser und die Luft
in unseren natürlichen Lebensräumen
bewacht, belebt und liebevoll
unterstützt.
Danke für die Lebensfreude, die ihr uns
schenkt!

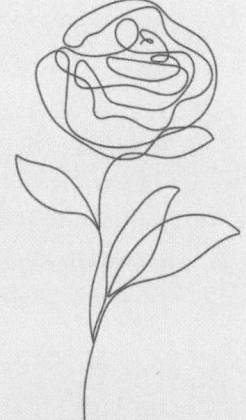

Die *Schritte 9 und 10* eignen sich besonders zum Abschluss von Waldtherapie-Ausbildungen und Seminaren, da sie uns Möglichkeiten aufzeigen, wie wir aktiv positive Prozesse in der Natur und unserem eigenen Leben unterstützen können.

Wir können diese jederzeit im Zuge eines Waldspaziergangs oder einer Meditation im Wald üben.

Viel Erfolg bei deiner hilfreichen Unterstützung für unsere Natur und unseren Wald!

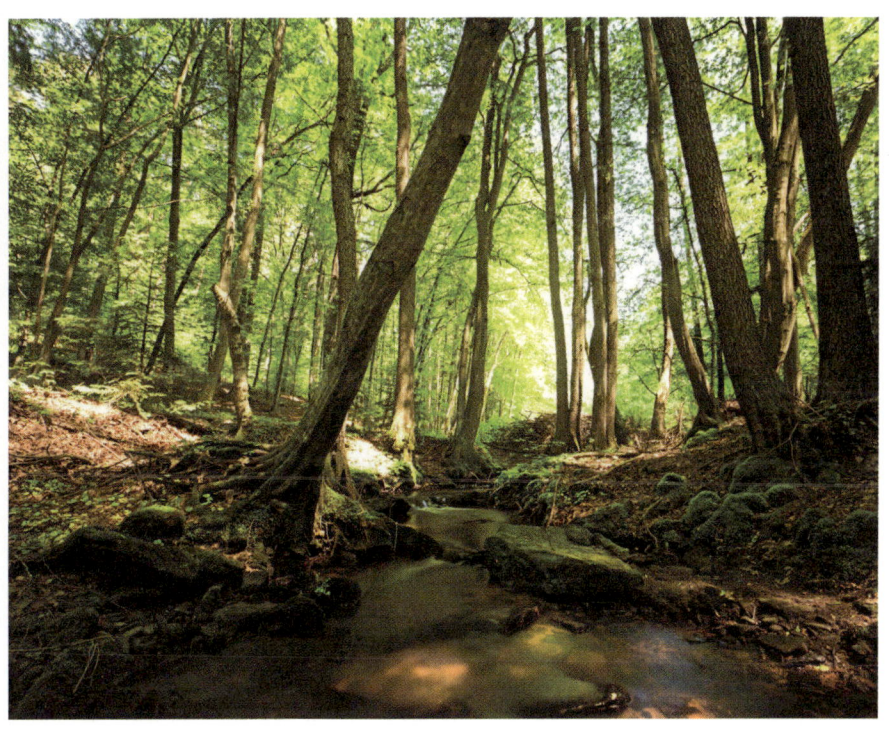

WALDTHERAPIE DER 3. EBENE

BÄUME, TORE, PORTALE

- Was unterscheidet die dritte Ebene der Waldtherapie von den anderen Ebenen?
- Wie kann sie hilfreich genutzt werden?

Wir betreten hier eine Welt, die für viele Menschen nur schwer vorstellbar und nachvollziehbar ist. Für diese Menschen gehört sie in das Reich der Fantasie. Feinfühlige Menschen wissen oder spüren jedoch oft, dass es hinter den greifbaren physischen Dingen viele Wahrnehmungen und Erfahrungen gibt, die nicht logisch erklärbar sind.

Es ist dies die Welt der feinstofflichen und geistigen Ebene. Auf dieser Ebene können wir, wenn wir uns für sie öffnen, ebenfalls über unseren feinstofflichen Körper, mit dem Wald, den Bäumen, unserer geistigen Führung und unserer Seele kommunizieren.

Dies ist besonders hilfreich, um Belastungen von sogenannten negativen Anhaftungsenergien loszuwerden. Es handelt sich hierbei um keine normalen Alltagsenergien oder um unsere eigenen Energien, sondern meist um fremde, negative Belastungen im feinstofflichen Bereich, die bewusst oder unbewusst bösartig und hartnäckig an uns haften.

So wie es Menschen gibt, die dir deine Energie rauben, so gibt es von Menschen ausgesendete Energien, die dir ebenfalls schaden und deine Energiezentren negativ beeinflussen.

Es geht darum, diese Energien und Anhaftungen loszuwerden, die nicht unsere eigenen sind, da sie uns stark belasten. Menschen, die uns unsere Energie rauben, kennen wir alle.

Wichtig ist, dass man sich hier bewusst abgrenzt.

Manche Menschen schicken uns Energien in Form von gedachten oder ausgesprochenen energetischen Botschaften wie *Neid, Hass, Eifersucht, Wut, Verfluchung oder Verwünschung*. Wenn diese wiederholt gedacht oder ausgesprochen werden, so setzen sich diese Energien wie lästige schwere Belastungen in unseren Chakren (Wurzel-, Sakral-, Emotional- oder Herzchakra), unserem Rücken (ev. Wirbelsäule, im Bereich der Chakren) oder Schultern fest.

Sie belasten uns nicht nur, sie rauben uns die Lebenskraft, die sie von den Chakren und unserem Energiekörper absaugen. Sie benutzen diese, um ihre eigene Energie zu stärken.

Ich habe diese Erfahrung der Anhaftung solcher Energien an mir selbst, aber auch an anderen Menschen immer wieder gemacht.

Sie rauben uns einen beträchtlichen Teil unserer Lebensenergie, ohne dass wir uns der Ursache bewusst sind. Man glaubt es nicht, wie oft wir im Leben mit diesen Energien konfrontiert werden. Je schwächer und instabiler wir sind, desto ungeschützter und anfälliger sind wir für diese Art der Energie (Krankheit, Alkoholeinfluss ...).

Sensible, feinfühlige Menschen die diese Energien wahrnehmen, gehen oft unbewusst in Resonanz mit ihnen und sind somit anfälliger für sie.

Wenn man solche belastenden Anhaftungsenergien bemerkt, ist es wichtig diese bewusst wahrzunehmen und zu erkennen. Das kann durch Abfragen, kinesiologisch, mit einem Tensor, Pendel oder mit der Hilfe anderer Menschen durchgeführt werden.

Wird die Ursache der Belastungen als Fremdenergie erkannt, so fragt man weiter, um welche Art der Energie es sich dabei handelt.

Frage: Handelt es sich um *Neid?, Zorn?, Wut?* ...
Es geht darum, mit Hilfe der geistigen Welt diese Energien zu erkennen, zu lösen und in lichtvolle Energien umzuwandeln.

Letztendlich werden sie wiederum zurückgeschickt, von dort wo sie hergekommen sind, jedoch umgewandelt, als lichtvolle Energie, so dass sie niemandem mehr schaden können.

Diese Arbeit ist auch deshalb schwierig, da derartige Energien oft sehr hartnäckig sind und sich schwer entfernen lassen.

Sollte es sich um eine solche Anhaftung handeln, so kann ich nur Folgendes empfehlen: Gehe in das Vertrauen deiner geistigen Helfer und bitte um Hilfe, Entfernung und Transformation dieser Energien in göttliches Licht, sowie es in der Übung am Ende dieses Kapitels angeführt ist.

Es ist wichtig dem Verursacher zu vergeben, da diese Dinge oft unbewusst und aus einem Missverständnis heraus geschehen. Wir haben schon oft Dinge ausgesandt, wenn unser Ego verletzt oder beleidigt wurde. Dadurch haben wir anderen ebenfalls geschadet. Hilfreich ist dabei sich selbst und anderen zu vergeben.

Solch starke Energien können über mehrere Inkarnationen wirken, wenn sie nicht aufgelöst werden. Speziell bei Beziehungs-, Familienstreitigkeiten und Nachbarschaftskonflikten sind Neid, Eifersucht und Hass sehr häufig. Sie erzielen eine unangenehme Wirkung und belasten das Opfer schwer.

Es ist nicht meine Absicht Ängste zu erzeugen, sondern meine Beobachtungen und Erfahrungen wiederzugeben, sowie Hilfestellung anzubieten.

Daher möchte ich die folgende Anleitung zur Entfernung von hartnäckigen negativen Fremdenergien anführen, mit der Bitte diese wirklich bewusst und aus reinem Herzen sowie kraftvoll und mit fester Stimme und Absicht auszusprechen!

Auf alle Fälle empfehle ich, dass diese Anleitung im Beisein eines Freundes/Freundin durchgeführt wird. Den Text kannst du selbst sprechen. Am besten deine Begleitung spricht ihn dir vor, so dass du dich besser auf die Übung konzentrieren und ihn bewusst und kraftvoll nachsprechen kannst. Deine Begleitung kann diese Ablösung aber auch an dir durchführen.

ÜBUNG

ANLEITUNG ZUR ENTFERNUNG NEGATIVER FREMDENERGIEN

› Wenn du schon länger das Gefühl hast, dass dich sowohl körperlich als auch seelisch ein nicht definierbarer Druck, ein unangenehmes Gefühl belastet, ein Gefühl, welches dir Energie abzieht, so stelle die Frage: „Handelt es sich bei meiner Belastung um eine Fremdenergie, die an mir haftet?"

Du kannst dazu einen Tensor, ein Pendel, eine kompetente Person oder deine eigene Intuition zu Hilfe nehmen.

› Bekommst du eine Bestätigung deiner Frage, so frage weiter: „Handelt es sich bei meiner Belastung um eine Angst-, Neid-, Wut-, Eifersuchtsenergie …?"

Je genauer eine Energie erkannt wird, umso leichter ist sie zu entfernen (Tensor, Pendel, kompetente Person, Intuition).

› Ist dir die Art der Energie bekannt, so suche dir einen geeigneten Ort, eventuell im Wald oder einen Ort mit lichtvollen, angenehmen Energien, wo du dich wohlfühlst und du in Ruhe dein Vorhaben durchführen kannst.

› Bist du an deinem lichtvollen Waldort, so bitte zuerst den Geist der Bäume und Pflanzen sowie den Geist des Ortes und die Naturwesen um Zustimmung, hier diese Fremdenergie ablösen zu dürfen.

› Bitte um Schutz und Führung.
Danke, dass du hier sein darfst.

› Zentriere dich und verwurzle dich mit Mutter Erde.

› Beginne bewusst und intensiv zu atmen.

Beginne nun mit der eigentlichen Ablösung:

- Sprich laut und kraftvoll: „Ich bitte meine lichtvollen geistigen Helfer um Hilfe! Ich bitte um Ablösung der an mir anhaftenden Fremdenergien!"
- Ich bitte um Schutz und Führung!
- Ich bitte um Entfernung aller mich belastenden Fremdenergien und Anhaftungen aus all meinen Zellen, Organen, Systemen, Körpern sowie aus meinem gesamten Sein, besonders..., sprich hier jene Stellen an, wo du die Belastung spüren kannst.
- Fühle in dich hinein, so dass sie erkannt werden.

Sprich nun die Energie direkt an:

- „Du, Neid, Wut, Eifersucht, wenn du nicht der reinen Liebe dienst, wenn du nicht zu meinem höchsten Wohle bist, verlasse augenblicklich meinen Körper!" Gehe dabei in deine innere Herzenskraft!
- Bitte deine geistigen Helfer, dass diese belastenden Energien entfernt und transformiert werden, dass sie in lichtvolle Energien umgewandelt werden und niemandem mehr schaden können! Ich vergebe all jenen, die sie ausgesendet haben, sowie mir selbst!

Stelle dir nun vor, wie lichtvolle Energien aus deinem Herzen jene Stellen deines Körpers, die dich belasten, durchfluten und die negativen Energien lichtvoll umgewandelt werden. Lass dir Zeit, lass es geschehen!

- Ich bin frei! Ich bin frei! Ich bin frei!
- Bedanke dich bei deinen geistigen Helfern!
- Bedanke dich auch beim Geist des Waldes, der Bäume und Pflanzen sowie bei den Naturwesen!

ÜBUNG

› Fühle, ob die Energien deinen Körper verlassen haben. Wiederhole, wenn notwendig diese Ablösung mehrere Male, bis du das Gefühl hast frei zu sein.

Wie schon erwähnt ist diese spezielle Ablösung bei sehr starken negativen Fremdenergien gedacht, die durch normale Ablösearbeit der zweiten Ebene nicht zu entfernen sind. Du kannst dich dabei je nach Intuition unter einen Baum oder auf einen lichtvollen Waldort stellen.

Du kannst dies auch an einer anderen Person durchführen. Bitte jedoch vorher um Schutz vor den negativen Energien. Sollten noch Restenergien spürbar sein, so leite sie über die Bäume aus!

Es handelt sich hierbei um eine sehr kraftvolle Ablösung, durch die Hilfe der *Geistigen Welt*, der klaren Umgebung des Waldes, der Bäume oder eines licht- und kraftvollen Ortes!

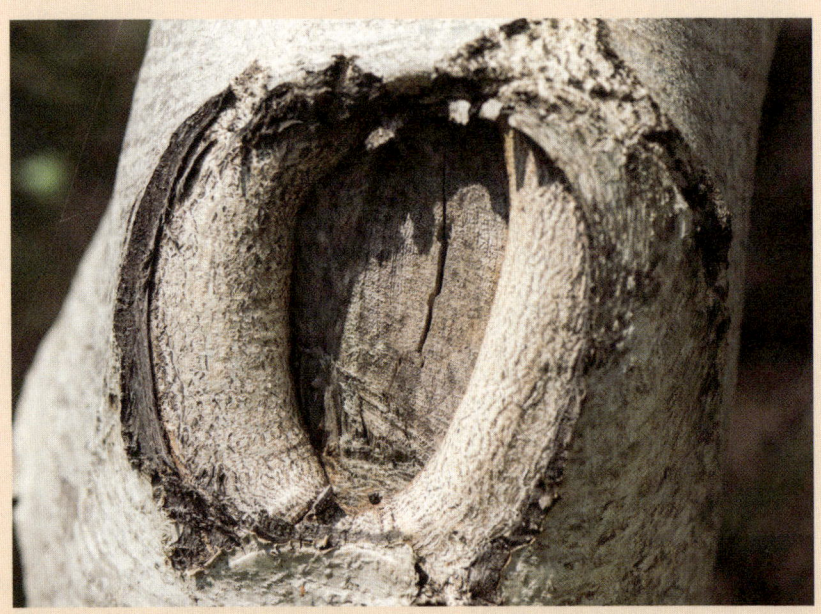

3. EBENE FÜR FORTGESCHRITTENE

WALDTHERAPIE IN VERBINDUNG MIT DEINER MATRIX

Die Matrix ist der Bauplan, die Blaupause unseres Körpers im ursprünglich gesunden Zustand. Es ist dies ein Zugang, der in der geistigen Heilung verwendet wird.

Es geht um die Vorstellung und Herbeiholung deiner Gesundheit im ursprünglichen Zustand und dass du diese auch annehmen kannst. Dies wird in Dankbarkeit, dass es bereits geschehen ist, ausgesendet und manifestiert.

Es ist nicht selbstverständlich, dass alle Menschen Gesundheit wirklich wollen, da bei manchen von ihnen ihre Krankheit Teil ihres Lebensinhaltes ist.

Für manche Menschen ist es bequemer sich hinter ihrer Krankheit zu verstecken und somit manch ungesunde Gewohnheiten und Lebensweisen nicht verändern zu müssen. Es geht auch darum aus der Opferrolle auszusteigen und bewusst aktiv sein Leben zu ändern.

Es ist eine bewusste Entscheidung wirklich gesund zu werden. Natürlich gehört die Ursache auch schulmedizinisch abgeklärt.

ÜBUNG

GEISTIGE HEILUNG IN DER VERBINDUNG MIT BÄUMEN

Nachdem du einen geeigneten Platz sowie einen passenden Baum für dein Vorhaben gefunden hast, bitte deine geistige Führung um Heilung in jenem Bereich deines Körpers, welcher der Heilung bedarf.

> *Danke für meine Gesundheit in ihrer ursprünglichen Form und dass ich diese auch annehmen kann!*

Gehe mit deiner Aufmerksamkeit und in Verbindung mit deinem Energiefeld in die Verbindung mit der heilenden Baumenergie.

> *Danke für meine Gesundheit in ihrer ursprünglichen Form und dass ich diese auch annehmen kann!*

Wiederhole diesen Satz und stelle dir die entsprechenden Regionen deines Körpers im gesunden Zustand vor.

> Durchlichte ihn!

> Durchflute all deine Zellen, vor allem jene, die der Heilung bedürfen, mit den heilenden Energien des Baumes, unterstützt durch Licht und deine geistigen Helfer!

Wiederhole den Satz:

> *Danke für meine Gesundheit in ihrer ursprünglichen Form und dass ich diese auch annehmen kann!*

> Stell dir vor, wie all deine Zellen von Licht und den heilenden Informationen des Baumes durchflutet werden. Lass den Vorgang fließen, so lange bis du das Gefühl hast, dass diese Regionen, die Organe und jene Stellen deines Körpers sich lichtvoll und positiv anfühlen.

Visualisiere dir dieses Bild und wiederhole diesen Satz, sooft du möchtest.

> Danke für meine Gesundheit in ihrer ursprünglichen Form und dass ich diese auch annehmen kann!

> Lass die positiven Energien des Baumes, die lichtvollen Energien und deine Vorstellung von deiner Gesundheit in ihrer ursprünglichen Form in all deine Zellen fließen, manifestiere es.

ÜBUNG

Diese Übung ist für Menschen gedacht, die bereit sind, sich aus den üblichen Grenzen des rationalen Verstandes zu lösen, ihrer Intuition zu folgen und bewusst ihren geistigen Helfern zu vertrauen.

Glaube und Vertrauen sind wichtige Faktoren bei der Waldtherapie der dritten Ebene, um eine positive Wirkung zu erzeugen.

Dies ist eine spannende Übung, die du regelmäßig wiederholen kannst, wenn du dazu bereit bist.

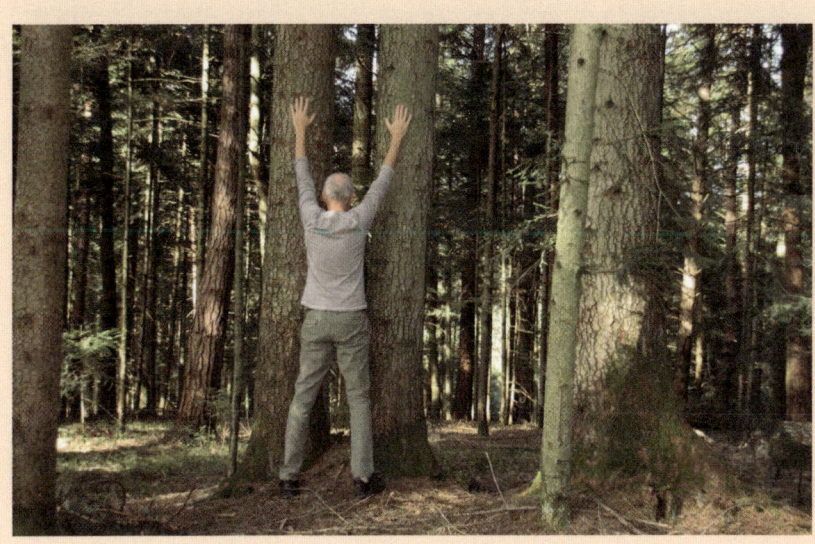

HILFESTELLUNG, RECHTLICHE EMPFEHLUNGEN BEI WALDBADE-SEMINAREN

- Was ist bei Veranstaltungen von Waldbade- und Waldtherapieseminaren aus rechtlicher Sicht zu beachten?
- Sollte der Waldeigentümer über regelmäßige Veranstaltungen auf seinem Waldgrundstück informiert werden?
- Wie ist das Betreten von Waldgrundstücken gesetzlich geregelt?

Hier gelten in Deutschland und in Österreich verschiedene Bestimmungen, die in den jeweiligen Forstgesetzen der Länder nachzulesen sind.

Laut Österreichischem Forstgesetz ist der Wald ein Ort, der für jedermann zugänglich ist. Dies gilt für alle Erholungssuchenden, die zu Fuß im Wald unterwegs sind. Ausgenommen sind hier Waldflächen, über die ein behördliches Betretungsverbot ausgesprochen wurde, oder sogenannte forstbetriebliche Einrichtungen, wie Forstgärten und Holzlagerplätze.

Das Lagern bei Dunkelheit sowie das Zelten bedarf der Zustimmung des Waldbesitzers.

Dies gilt ebenfalls für das Befahren von Forststraßen (auch Radfahren). Auch hier ist die Erlaubnis des Waldbesitzers einzuholen. Mittlerweile sind schon viele Forststraßen z. B. im Bereich der *Österreichischen Bundesforste* zeitlich befristet für Radfahrer freigegeben.

Es geht dabei sehr oft um Haftungsfragen und die dafür notwendigen Versicherungen. Je nach Interessenslage kann dies zwischen Waldbesitzern, Gemeinden und Tourismusverbänden geklärt werden.

Weiters gibt es das Spannungsfeld zwischen Jagd- und Freizeitgesellschaft. Hier wäre es sinnvoll, wenn in den Abend- und Morgendämmerungsstunden keine Waldtherapie- und Waldbadeseminare im Wald stattfinden würden, um diesen Konflikt zu vermeiden.

Bei gewerblichen Veranstaltungen wie Ausbildungen und Seminaren, die regelmäßig im Wald stattfinden, ist es empfehlenswert den Waldbesitzer darüber zu informieren und das Einvernehmen herzustellen.

Die Waldbrandverordnung, welche bei trockener Witterung von der zuständigen Bezirksverwaltungsbehörde in Österreich erlassen werden kann, regelt das zeitliche Verbot des *Feueranzündens im Wald!* Daher ist es sinnvoll sich auch über diese zu informieren, wenn man ein Lagerfeuer im Wald plant. Weiters ist hier das Einvernehmen mit dem Waldbesitzer herzustellen.

Im Zuge der Veranstaltungen und Ausbildungen wäre es empfehlenswert eine Haftpflicht- und Rechtsschutzversicherung bei vorhandener Gewerbeberechtigung (Seminarveranstaltungen, Wissensvermittlung- und Energetikergewerbe) abzuschließen, um sich vor eventuellen Personen-, Sach-, Vermögensschäden sowie Straf-, Verwaltungsverfahren, Verteidigungskosten und zivilrechtlichen Ansprüchen abzusichern.

In Deutschland müssen organisierte, kommerzielle Veranstaltungen im Wald genehmigt werden. Dies ist in den verschiedenen Bundesländern unterschiedlich geregelt. Zum Beispiel genügt in Bayern eine Genehmigung durch den Waldbesitzer.

In Bundesländern wie NRW benötigt man zusätzlich eine Genehmigung durch die zuständige Forstbehörde.

Ein wichtiger Hinweis: Im Falle einer nicht genehmigten Veranstaltung könnte die Berufs- oder Unternehmerhaftpflichtversicherung eventuell Entschädigungszahlungen verweigern. Daher ist es sinnvoll einen sogenannten *Gestattungsvertrag* abzuschließen.

In Deutschland und Österreich sind Ausbildungen im Bereich Coaching, Wissensvermittlung und somit auch Waldbadeseminare keinen gesetzlichen Vorgaben unterworfen. Es gibt keine Form der vorgeschriebenen Zulassung oder Prüfung durch staatliche Institutionen.

Allgemeine Empfehlung:

Ich möchte dich noch erinnern, hole deine Seminarteilnehmer/innen dort ab, wo sie stehen. Dies zu erkennen fordert Empathie und Feinfühligkeit.

Menschen, die einfach Erholung und Entspannung suchen, sind in der ersten Ebene gut aufgehoben.

Möglicherweise bewirkt dieser Aufenthalt, diese Erfahrung, dass sie sich während des Seminars gegenüber der zweiten oder dritten Ebene öffnen und bereit sind den nächsten Schritt zu gehen.

Für Seminarteilnehmer, die sich bewusst auf den Prozess der Kommunikation mit Bäumen einlassen, um die positiven Energien der Bäume zu nutzen, ist die zweite Ebene bestens geeignet. Wenn du das Gefühl hast, dass du Unterstützung durch die dritte Ebene benötigst und die Teilnehmer dazu bereit sind, dann nutze auch diese Möglichkeit.

Daher fühle, nimm wahr, was brauchen deine Seminarteilnehmer/innen, was ist der nächste Schritt.

Geduld, Achtsamkeit, Feinfühligkeit unterstützen dich bei deinen Seminaren im Lebensraum Wald.

Es gibt für mich auch eine **dritte Ebene der Waldtherapie**. Es ist dies die heilende Verbindung zwischen Mensch – Wald – Natur und der feinstofflichen geistigen Welt.

Diese Form der Waldtherapie ist vor allem für feinfühlige Menschen mit therapeutischer Erfahrung gedacht und dient als Ergänzung zur allgemeinen Waldtherapie.

WAS WIR NOCH ZU SAGEN HÄTTEN

Dieses Buch ist nicht nur eine Anregung und Anleitung zur Waldtherapie. Es ist auch ein *Best Of* unserer Erfahrungen der letzten zehn Jahre im Rahmen unserer Tätigkeit als Waldtherapeuten.

Unser Logo *Verwurzelte Spiritualität – die Verbindung zwischen Mensch und Baum* soll dies verdeutlichen. Auch unsere drei Bücher *Waldbaden, Naturverbunden leben, Wald und Mensch im Zeitenwandel* geben Schritte in der Entwicklung der Waldtherapie und den daraus gewonnenen Erkenntnissen wieder.

Dieses Wissen haben wir in unserem jetzigen Buch zusammengefasst, mit der Absicht ein leicht verständliches, praxistaugliches Übungsbuch für die Waldtherapie zu schaffen.

Es sind das Wissen und die Erfahrungen mit dem Wald, die heilende Verbindung zwischen Wald und Mensch, welche wir bewussten, naturverbundenen Menschen zur Verfügung stellen möchten.

Es ist gleichzeitig ein Aufruf: *Nutze die heilenden Energien der Bäume, des Waldes, öffne dein Herz und werde eins mit der Natur!*

Viel Erfolg bei der Waldtherapie wünschen dir
Werner und Andrea Buchberger

ÜBER DIE AUTOREN

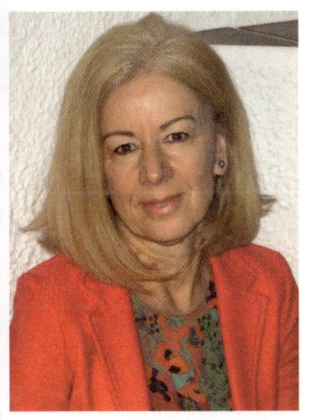

Andrea Buchberger, Pädagogin in Oberösterreich und leidenschaftliche Mathematikerin, begleitet ihren Mann Werner als Seminarleiterin bei *Waldbaden* und *Erdheilung*.

Durch ihre feinfühligen und medialen Fähigkeiten hilft sie Menschen wieder in ihre Mitte zu kommen.

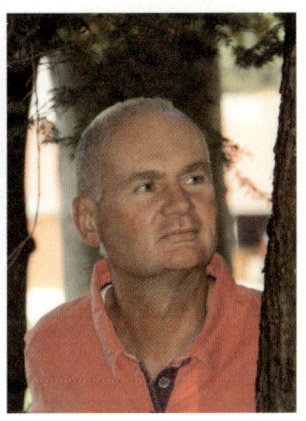

Werner Buchberger arbeitet seit 35 Jahren als Förster in den Wäldern des Innviertels (Österreich), wo sich auch der größte zusammenhängende Wald Mitteleuropas befindet.

Durch seine Kenntnisse in der Heilarbeit durfte er immer tiefer in die feinstoffliche Welt von Mutter Natur eintauchen.

weitere freya Bücher von Andrea & Werner Buchberger

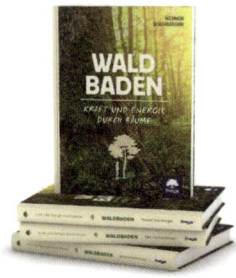

Werner Buchberger
Waldbaden
Kraft und Energie durch Bäume

Der Wald. Als Ort der Besinnung, der Ruhe, des Kraftschöpfens birgt er mehr für unsere Gesundheit in sich, als uns oft bewusst ist.

ISBN 978-3-99025-290-1

Werner Buchberger
Naturverbunden leben
Waldbaden 3.0

Waldbaden ist für viele Menschen heute ein klar definierter Begriff, der die gesundheitsfördernden Wirkungen des Waldes widerspiegelt.

ISBN 978-3-99025-357-1

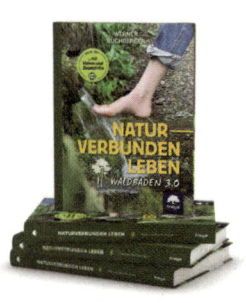

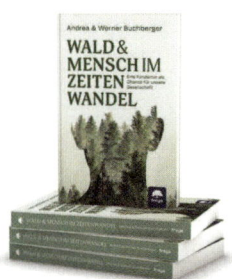

Andrea & Werner Buchberger
Wald & Mensch im Zeitenwandel
Eine Pandemie als Chance für unsere Gesellschaft

Das Autorenpaar Buchberger plädiert dafür, von der hochproduzierenden Fläche zu einer Philosophie der Naturverjüngung überzugehen und den Wald als Ort der Begegnung wahrzunehmen.

ISBN 978-3-99025-429-5

Adobe Stock: © COVER: drubig-photo / J-A-Photography (grüner Fußabdruck) // KERN: drubig-photo S.3 / J-A-Photography (grüner Fußabdruck)/ plasteed S. 17 / Valenty S. 18 / elephotos S. 19 / ColorValley S. 27 / Fotolyse S. 32 / OneLineStock.com S. 4, 33 / Eva_art S. 35 / GarkushaArt S. 37, 60, 67 / Наталья Дьячкова S. 6, 49, 134 / Bits and Splits S. 50 / sida S. 51 / Digitalpress S. 52 (Kastanie) / Alfred Tschager S. 52 (Zirbe) / PHG Pictures S. 52 (Fichte) / nikvector S. 70, 72 / prezent S. 75 / satori S. 76 / Forenius S. 78 / kyrychukvitaliy S. 81 / Dinadesign S. 82 / eqroy S. 83 / Animaflora PicsStock S. 84 / M. Schuppich S. 85, 102, 105 / Iva S. 86 / AnnaReinert S. 87 / Bogdan Wankowicz S. 88 / JRG S. 89, 90 / Bardorf Eduard S. 91 / Marc S. 92, 98 / fotomarekka S.93 / travelpeter S. 94 / Henrik Larsson S. 95, 97 / sea and sun S. 96 / shalom3 S. 99 / DanuBu-Berlin S. 100 / vodolej S. 101 / alexmak S. 103 / IrinaK S. 104 / micromonkey S. 106 / Дмитрий Поташкин S. 112 / Komarov Dmitriy S. 114 / Tom Bayer S. 115 / pronickS. 119 / iuliiawhite S. 121 / ipopba S. 122 / derplan13 S. 127 / haveseen S. 128 / ColorValley S. 133 / Yvonne Weis S. 135 / Ipsimus S. 142

Erhältlich im gut sortierten Buchhandel.

www.freya.at www.freya-verlag.de